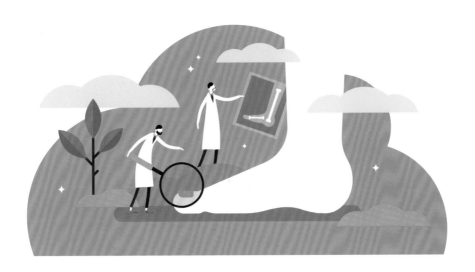

指甲健康
研究室

目錄 / Content

目錄 / Content

推動足部全人護理

根據全世界疾病負荷比較，對臺灣而言，糖尿病的疾病負荷最沉重，糖尿病的嚴重合併症如：截肢、洗腎。歐洲國家為預防糖尿病的截肢，透過培育足療師，提供足部全人預防照護。然而臺灣並無足療師，檢視國內以全人（不只腳）的足部預防照護知識技能相對較為欠缺，多數都是問題很嚴重了才就醫！

近年著手關注足部全人護理議題，透過系列國內外足部照護專家交流、會議座談與實地訪視，2019 年衛福部照護司完成護理機構足部基礎護理的課程規劃、實證指引與教學教材，並建立國內外足部全人照護跨領域專家社群及可用的資源盤析。近期我們也會推播民眾版「足部自我保健」自學影片，還有與非營利組織跨域合作，年底將有第一部「足部護理行動車」到偏鄉示範足部保健的教與學！

認識安騏是因足部全人護理的推動，聽安騏投入手足保健的歷程，我覺得她是位韌性很高的現代女性，特別是從她在足部照顧的專業投入及能力表現，讓人很驚豔！她除專精手足保健，更在問題指甲的領域持續不斷精進，除了問題甲處理，教

學指導功力也已具口碑，她是位非常到位的足部全人照顧實務專家！

這本書累積她10多年對足部照顧的探討，書架構分為6章40節，從最微小的「指甲」開始談起，再帶入預防保健措施及問題甲之處理，這本書可引領民眾認識足部指甲保健，也可提供照護人員參考。

腳是承載站起來的力量，但因為習慣「看上不看下」，腳的健康是被忽略的！例如我們通常是用眼睛買鞋子，而非用腳的需求決定鞋款。未來，我們需要更多足部照護的人力，運用跨域產官學合作研發臺灣本土足部健康全人教育模式，透過繼續教育培育人才，同時發展厝邊服務據點，讓服務更滿「足」，以提升臺灣足部照護的健康覆蓋率！公私協力，齊力共好，「今天您檢查腳了嗎？」，做好「腳」色，讓我們一起「走」康健人生！

衛生福利部
護理及健康照護司 司長

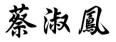

指甲，你我不可或缺的角蛋白板

猶記以前在美國念書時，學到的其一美國文化就是，每週要去做美甲與美足，也就是將雙手與雙腳上的指甲修剪、保養與上色，尤其去參加聚餐、重要場合，更視為不可或缺的基本禮儀！台灣這幾年日本文化的流行，有更多樣的彩繪指甲，成了朋友間流行的話題，你這次要「法式」還是「光療」？

　　指甲其實並非維繫生命的必要構造，但是卻可藉由觀察指甲看出整體的健康狀況，如出現裂痕、凹陷、捲曲、嵌入皮膚、紋路、灰色黃色等情況，有可能來自於免疫系統問題，糖尿病、貧血、維生素缺乏、運動傷害、修剪不正確、鞋子不合或營養不良等。當有了這些問題出現，不僅美甲與美足的夢就要先放下，還可能影響行動能力、出門意願、社交心情等，生活品質也會整體受到影響。

　　這幾年服務於高齡健康福祉領域中，推動自癒力的概念，也就是每個人身體裡都有個醫生，隨時待命幫我們抵抗外來的病毒病菌，讓我們身心維持平衡健康，如果不保養好，自癒力

會衰弱，我們就會生病，並反應於細胞、組織、器官或系統中。在六〇館內常聽到長輩有指甲的問題，如灰指甲、甲溝炎（嵌甲）等，但卻不知道要怎麼處理，要去看哪一科？造成腳痛、行動不方便、懶得出門、心情不好等。

很難得的際遇認識了安騏理事長，不僅在彩繪指甲上非常專業，也願意投入問題指甲的預防與照護領域中，這個看起來是小問題，但卻是對很多人都困擾的議題，不僅在生活上造成不便與影響心情，也間接影響整體健康。很榮幸邀請到安騏理事長及其團隊來到「揚生六〇館」為 60 歲以上的長者分享常見指甲的問題與成因，如何預防與保養，甚至親自帶領團隊為長者公益修剪指甲，大家從安騏理事長的演講，與實際指甲修剪的體驗中了解保養的重要性，及如何運用在日常生活中。

我非常高興看到安騏的書上市了，這是本非常實用的寶典，適合全年齡層。不僅可作為一般人預防保養參考，也可作為爸媽教育小孩的指南，並針對指甲已經有狀況的朋友，提供治療的建議，甚至提供手足保健師專業領域發展的方向。

超高齡社會即將來臨，90 歲已經是下個平均壽命，人瑞不再稀有，「指甲」這個生長完全要六個月以上的角蛋白板，需要你我多多呵護與愛護，我們才能擁有好的生活品質，享受長壽帶來的美好與富足。

揚生慈善基金會 執行長

許華倚

甲亮麗，足健康

一、足部健康，指甲亮麗

足部是身體骨架的地基，兩足的骨頭五十六塊，佔人體206塊骨頭的四分之一強！足部健康能夠保持行走的能力，提升生活品質，所謂「千里之行始於足下」，其價值勝過黃金，如同台灣諺語「會行會走，贏過黃金萬斗」！但是在濕熱的台灣，足部的健康，特別是指甲的問題卻常被忽略。

很高興能夠為這本好書寫推薦序。作者李安騏理事長的團隊，累積多年對於趾甲健康照顧的心得，在本書中完整呈現。不但從解剖學，營養學，病理學，分析指甲的相關問題。更從醫學教育及認證推廣的角度，努力提升台灣在於指甲照顧上的專業水準。

足部的結構和穴位的循環十分複雜，如同人體的下水道工程，全世界下水道工程最先進的國家是德國，無獨有偶，李安

騏理事長引進的指甲照顧的醫療器材及照顧系統都是由德國同步引進。在臨床經驗上，因為趾甲的筋膜及經絡經通到頭頂，所以患者好好地保養自己的腳趾甲，不但足部疼痛減少，膝蓋疼痛、背痛的情形也跟著改善。所以在自然骨科，我們稱腳趾甲是人體末稍循環及營養的指標。指甲光華亮麗，代表著營養充足，循環良好，自癒力自然提升。

二、甲溝炎、糖尿病和骨科醫師的遺憾

身為骨科醫師，最大的遺憾，就是看到糖尿病患者的甲溝炎，演變成壞死性筋膜炎，最後截肢收場。檢討這些不幸的案例，都要從飲食的習慣改變做起。須減少糖及精製澱粉等加工食品的攝食，因為過量的胰島素反而會造成下肢水腫，足部循環不良，導致甲溝炎的感染惡化而最後無法收拾。所以要先探取預防措施，就是要照顧好自己的十根腳指頭，要補充足夠的營養，在本書之中有提到許多的營養成分可以參考。特別是正矽酸，能夠強化筋膜結構中膠原蛋白的交互連結 (cross link)，讓新長出來的指甲更加亮麗健康。

三、期待更多的人力投入足部照護

從 1997 年起，感謝台大骨科王崇禮教授教導足踝外科的手術及骨骼肌肉超音波，引導我進入足踝的照顧旅程。加上自己長期手術久站引起足底筋膜炎，也讓我投入足弓矯正墊的研究。2014 年成立自然骨科診所之後，利用足部的矯正，幫助許多的患者解決脊椎側彎、膝關節炎、髖關節炎、扁平足、趾外翻引起的病痛。

更令人振奮的是，近兩年來接觸先進的指甲保健技術之後，教導患者自我按摩足趾及指甲，發現患者趾甲的自我照顧可以加速膝蓋關節炎的癒合。所以指甲不但是下肢健康的指標，更是啓動足部自癒力的開關。

盼望因著本書的出版，台灣足部的健康照顧，有更多的新知交流，更多的人力資源投入。因為對患者而言，足部的健康

投資報酬率很高。足部是人體骨架的地基，將足部照顧好，骨骼肌肉，韌帶筋膜，五臟六腑都會因著每天走路而得到健康。不但如此，從木乃伊的研究發現，古代的埃及貴婦就有許多指甲的裝飾品，因為自古以來，亮麗的指甲讓手指更形纖柔多姿，更是高貴美麗的象徵。

開卷有益，感恩您對足部的關注！

祝福每一位讀者「十甲亮麗、十足健康」！

台大骨科兼任主治醫師
蔡凱宙自然骨科診所院長

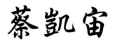

「腳」逐「甲」級人生

　　指甲是皮膚的延伸，當然也是皮膚科重要的一環。但跟全身廣大的皮膚疾病相比，常常容易被忽略。身為皮膚科醫師，原本我只對常見的灰指甲有所了解，對於凍甲的治療也侷限於口服藥物或手術治療。剛好有機會在四年前認識安騏老師，知道安騏老師在手足保養護理這個領域已經有多年的實戰經驗，形成一個完善照護系統，加上自身對指甲的興趣，開始投入這個領域，和安騏老師交流學習。

　　一旦開始後才發現，其實細節無所不在，是教科書上不會提到也學不到的。從基礎的指甲保養護理，到凍甲捲甲的最新治療，深入了解許多。更重要的是，在臨床開始執行後，才發現指甲雖小小一片，其實困擾很多病人，也有很多隱性病人慢慢浮現。從以往只能吃藥拔指甲，變成有更多元的治療方式。對於能夠幫助病人提升生活品質，回復原來生活，讓我相當有成就感。

進一步深入了解病人，發現雖然凍甲捲甲有部分先天原因，但最常造成的原因就是錯誤的修剪觀念以及疏忽危險因子的避免，就算治療好，也容易反覆發生。預防勝於治療，一直是我們強調的，現在也是我們最重要的著力點。正確的修剪方式，危險因子避免，日常保養工作，這些看似微不足道的細節，正是關鍵所在。如果想要遠離問題指甲，遠離醫師，一定要了解這些重點。

　　安騏老師的這本書，會一一點出這些細節。沒有指甲問題的讀者，可以透過了解保養，讓自己的指甲更健康美麗；有小問題的病人，透過了解預防方式，能夠避免大問題產生；正在接受治療或完成治療的病人，一定要更加注意，才能避免復發。推薦這本好書給大家，希望大家不再為指甲所苦，「腳」逐「甲」級人生。

萬芳醫院皮膚科主治醫師
台北醫學大學醫學系助理教授

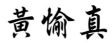

謝燦堂

台北長庚紀念醫院 院長 / 長庚大學 教授

　　安騏是我認識多年的學生及好友。欣聞她要將多年在臨床研究的成果與經驗彙總成『指甲健康研究室』專書，讓我備感驕傲。因此在她邀請我為她著作寫序時，我一口答應並樂意之至。

　　安騏從學生實習期間便立定目標並積極學習，畢業後更專心於指甲的治療與養護，並在多家醫療機構為病患服務，其醫療服務備受民眾讚賞。如今為擴大服務民眾、積極培育醫療後輩，而成立『手足保健教育協會』，並受聘擔任協會理事長，未來更規劃將此專業照護納入認證制度，讓民眾的手足保健更具公信。

王錫福

國立臺北科技大學 校長

研究指出，現代人有足部相關疾病的比例高達 80%，而足部健康其實會影響全身各部位與器官正常運作，可說是牽一髮動全身。近年來運動風氣漸漸興盛，健走與路跑則是兩大新興運動，他們的共同特色都是「足部運動」。

『最好的醫生是自己，最好的運動是步行』。但是，當趾甲有問題的時候，還能輕鬆步行嗎？指甲，可能是人類一生最容易被忽視的一部分。肝臟是沉默的器官，其實指甲也是。指甲的外觀變化跟身體息息相關，隨時透露身體狀況，一旦指甲出現不尋常的變化，千萬不要輕忽，因為沉默的器官正反映出身體健康警訊。

安騏，是我校得意門生之一，很榮幸可以為她寫序，在校期間，本人對她認真探討指甲保健之精神及其對於問題之洞察力獲得深刻之印象，『指甲健康研究室』這本書匯集了安騏十多年的臨床經驗，希望藉由持續推廣，讓國人更重視指甲健康，打造健康手足的幸福社會。

讓我們一起『心靈腳巧，動趾健腦』

邱垂昱

國立台北科技大學管理學院 院長

「指甲健康 研究室」由手足指甲的構造與成長開始介紹，探討指甲養護、修剪健美、適當營養攝取等專業知識，進一步論及手足病學與手足護理人才培育與訓練，以及證照推廣方向。讓讀者不僅獲取手足指甲養護的知識，更以案例輔以圖表方式，深入淺出地描述各種實務照護與治療的方式。因此，本書不但適合一般民眾，也適合專業醫護人員參閱。

本書作者李安騏為現任中華民國手足保健教育協會理事長，早年創業提供美甲養護服務，累積多年實務經驗，善用學校所學創新創業知識，經營相當成功，並深覺手足保養與身體健康密切相關，特別是對糖尿病患的影響，於是前往先進國家考察與進修，獲得專業證照。

近年來國人對於美甲與足科護理日漸重視，相關醫療照護市場漸有需求，李理事長有鑑於先進國家已發展手足指科照護

師專業證照制度，可供台灣學習，因此期待透過證照推廣，培育專業人才，投入手足指甲照護工作，關照廣大的照護需求民眾。

李安驥理事長也是本校高階管理 EMBA 碩士畢業校友，曾獲經理人月刊評選為百大 MVP 經理人殊榮，我很榮幸受邀為她的大作寫序，非常期待這本書可以喚起社會大眾及醫護機構的專業人士對於指甲健康的重視，或許進一步可以創造手足指科照護的就業機會，造福民眾，再增進醫病關係。

董阜玲

振興醫院骨科物理治療師及臨床指導教師

　　足部是人類的第二顆心臟，藉由足部的自主性活動，可使小腿肌肉能夠像幫浦一樣，將體內的血液達到運輸的功能，同時使我們能夠執行日常生活上的種種活動，倘若將我們的身體比喻成高樓，那麼足部就像地基一樣，往上甚至可以影響到脊椎。身為物理治療師，常常在臨床上見到各種足部相關的問題，如：足底筋膜炎、腳踝扭傷、扁平足、姆趾外翻、脊椎側彎等等，由此可見，足部在我們的身體結構中扮演了舉足輕重的地位。

　　和足部息息相關的指甲，雖然只是一片薄薄而不起眼的保護構造，但卻常是手足疾患者心中隱隱的痛，一旦手足指甲不健康了，諸如出現裂痕、凹陷、灰甲等，愛美的女性再也不能擦美美的指甲油或在炎熱的夏天穿著涼鞋，又或者因為不健康的指甲而在走路時出現疼痛，進而影響社交活動，影響層面不容忽視。在一般傳統的觀念裡指甲出現疾病，往往就是一個

「拔掉重長」的概念，但我們不禁要問：再次新生的指甲眞的就健康嗎？在這重新生長的過程中就不會出現原來的病灶嗎？這都是在手足疾患者心中常冒出的問號。

　　非常榮幸能夠替中華民國手足保健教育協會安騏理事長出版的新書撰寫序言，她對於專業上付出的熱忱及對於手足疾病方面的認知度都讓我由衷的佩服，同時也可說是台灣手足保健達人及先驅，關於《指甲健康 研究室》一書，內容非常的平易近人，卻又不失專業的觀點，藉由本書可使手足疾病患者對於日常自我照護有更進一步的認識，並也藉由作者豐富的經驗轉換成有趣的個案分享，提供讀者重要且實用的建議，不失爲想要探究手足世界奧妙的你我，一定要入手的一本手足保健常識的練功祕笈。

童恒新

陽明大學護理系　教授

　　當人類開始站立行走，就是人類跟動物一個很大的分水嶺。我們的雙足，承載著我們重量，讓我們一步一步穩健的向前走。我們的雙足，藉著厚實腳皮讓我們跟地板的摩擦減至最低。我們的雙足，一直默默的提供了我們整個身體最大的支撐與支持。

　　但我們對於雙足，似乎總是隱晦不談，似乎疏忽關心。

　　安騏師承德國由另外一個角度，去呵護我們的雙足，去端詳我們的雙足，去看看這個為了我們整個身體承擔的雙足。

　　指甲，也在安騏的巧手之下，從保養到保健，進而能重建。在我們的正規醫療照護之中未曾有過的專業精緻服務，藉由安騏默默的發揚，能重視被忽略的雙足。

黃景昱

群英楊麗珍黃景昱皮膚科診所 主治醫師

　　指甲是皮膚組織的延伸，雖然佔不到百分之一的人體表面積，卻肩負著保護肢體靈敏末梢的重責大任，也是展示身體健康程度的櫥窗。身處美容醫學大興其道的年代，「全然美」是每個人所企求的境界，姣好的面容也當延續到指甲本身，才堪稱擁有百分百的美麗。

　　與安騏相識多年，她擁有對指甲照護無與倫比的熱忱，每次與她聊到指甲護理相關的議題時，總能看見她眼中閃爍的光芒。過去這些年，她持續不斷前往歐洲進修精進自我，也樂於將學到的知識與醫療界分享交流，在她身上我學習到相當多寶貴與創新的經驗，例如利用指甲矯正的療法治療惱人的甲溝炎與捲甲疾病，讓病患有更多較不侵入式治療的選擇。

　　很開心地，安騏終於將她的心血與經驗化為圖文並茂的書籍，讓更多人能暸解如何照顧自己的指甲，這實在是病患與大眾的一大福音。相信讀者們只要仔細閱讀、按圖索驥，便能創造指甲的全然健康、全然美。

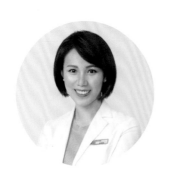

出版源起

　　每個人都愛美，關於「美」，每個人的定義不盡相同，美的追求則需要堅持。我年幼時大腳趾被磚頭砸傷，卻在多年治療的過程仍留下了變形的指甲片，以致青春期的我為了遮掩涼鞋上的腳趾，經常纏著 OK 繃。在外公癌症過世前，他長年為了照顧家人，從事耕農工作時常光腳入田，所以有時就會看見阿公的雙腳發腫發紫，當年我基於護理科系求學及就業的經驗，一股腦的想恢復他腳趾甲的健康。透過為躺在病床上的外公修剪趾甲及保養雙腳的過程，祖孫倆彼此重拾久違的親情，眼見逐漸恢復光潤有型的雙腳趾甲，阿公得意地秀給護士，老人家快樂神情更帶給我難以言喻的滿足與感動，原來美麗的腳趾，對於問題甲患者而言，可能是遙不能及的美。

　　護專畢業後，我先進入航空業做了空姐，但是內分泌失調使得我回到平地上成為一個理所當然的護士。當時醫美市場是成長的迅猛期，對於美容師的需求方興未艾，於是利用工作之

餘自學取得丙級美容師證照，同時在工作中加強了皮膚生理結構，肌膚及指甲保養等技術，補強了護專所學。於此同時，美甲潮流也正席捲台灣，讓我那一直有缺陷的腳趾甲似乎有了解決方案，於是我毫不猶豫地拜師學習美甲，用兩年學徒的實習精進了指甲修剪與美甲的技藝，但回到自己的困擾，不論利用彩繪指甲或水晶指甲遮蔽長期嵌甲、疼痛的問題，都未曾讓受傷的腳趾甲徹底恢復。然而，眾多問題甲患者與我都有相同困擾，在指甲發生狀況時前往皮膚科，接受吃藥、點藥、修剪與拔指甲等破壞生長點的治療，然而，長時間的等待與配合，指甲的長相卻不盡人意。

過去身兼三份工作的歲月，不論是皮膚科診所的美容護士、醫院醫美中心指甲部門的保健師，還是日系美容沙龍的美甲師，看似不相關，卻是圍繞著指甲保養及治療的斜槓人生，說到底，心裡終究想填補那些不足的地方。工作過程中，我觀察到問題甲的患者回診率相當低，但他們並非因痊癒而不回診，而是一家看過再換一家，當時我尚未找到關鍵因素，只淪為他們其中的一份子，在各大醫院診所間流竄。一方面，為了累積修甲的經驗，我大膽地向醫生提出，為候診看問題指甲的民眾提供免費修甲服務。許多阿公阿嬤輩的患者體驗了修甲後，就「呷好倒相報」吸引了好多長輩前來排隊，到深夜一、

二點也是所在多有。回想起這段勞累又非常有趣的日子,居然開啓了院方收費服務的契機,更挖掘到這項廣受大眾需求的商機。

經驗告訴我美甲並不能眞正處理問題甲,而皮膚科與美甲業之間,尚未看到台灣有專門研究問題甲領域的機構。辭去工作後,我前往日本鑽研潮流美甲的技術,然後參加在台協辦的英制手足保養,最後前往德國專攻百年有成的德國足療修業認證。透過實習,我一一解答了心中長久無法參透的指甲問題與治療盲點,這段求學之路,可謂西天取經,不遠萬里,難行能行,開創契機。

回到台灣後我著手創業,一心想爲問題甲患者恢復指甲的生機,同時證明我所引進的整套指甲護理,能補足皮膚科與美甲業的不足。看著患者一雙雙感動眼神,外公當年臥床的短暫快樂不斷的浮現。此外,面對經營專業上的不足,我重返校園研讀 EMBA,針對手足護理市場及產業發展的面向進行更接地氣的研究。隨後,陸續創立了「足研所」手足保健服務機構,累積兩萬多名顧客服務的經驗;同時開設「Dr. Nail 足研所問題甲教育中心」,並於 101 年組成 TFEA 中華民國手足保健教育協會,致力推動「足部保健師」、「指甲重建師」及「足科

照護師」等職業認證。同年受聘爲 TNA 中華民國指甲彩繪美容職業工會聯合會檢定評審，及社團法人中華技能職訓發展研究協會祕書長。本於這個領域的教育與執業的經驗，爲我個人累積了一些口碑，於是在 2014 得到「經理人雜誌」評選爲「百大 MVP 經理人」及「中華民國傑出企業管理人協會」2016 年【第 13 屆金鉅 】的十大績優 / 潛力企業及經理人。這些榮譽不僅是對我個人的肯定，更是給予手足護理業專業人士的肯定。

　　長期以來，「足療」被坊間引用爲泡腳、護膚、去腳皮及美甲等療程的詞彙，爲了推廣讓大眾了解足療是足科 (Podology) 照護的專業範疇，手足保健也要有預防勝於治療的觀念，我與「足研所」的工作伙伴們透過數百場在醫界、社團的演講及研習會，如，松年長老教會大學、康寧護專等；爲台港澳新馬各地的醫界及其他專業人士講述護足及問題甲的最新護理方式，引起廣泛的討論及熱烈迴響。此外，我也透過在足研所工作的機會進行產學合作，爲學生們增加新的研習課程，期許未來達到產學合一的良機。

　　當國家進入高齡化社會，國人的樂齡保健意識提高，大家都懂得要活就要動的道理，維持活動力的方法之一就要保護好

每個人的一雙腳，照顧足部的重要性自然不言可喻。因此，「足研所」的團隊定期的到社區、基金會，如「揚昇慈善基金會」、「揚生 60 館」及安養中心等做免費的諮詢及老人愛心義剪，宣導正確修剪概念，問題甲的各式照顧方法，到老人糖尿病足的預防照顧等不一而足。

針對學童，則配合學校的邀約，指導學童們正確的修剪指甲，藉由講故事讓孩子了解足部健康的照護，避免他們在青少年時好發甲溝炎等，影響課業及運動。這些全人足部照護的健康宣導，是社會、國家減少社會醫療負擔的重要途徑之一。

因此，我有了著手寫《指甲健康 研究室》這本書來推動「全人足部健康照護」的想法。

童話故事裡有一些關於手與腳的對話，手覺得腳踩在地上整天髒兮兮，腳覺得手成天指手畫腳一點也不踏實，故事中少了與他們相伴的指甲低調的呢喃。話說，生病的腳趾甲讓上天下海的腳寸步難行，受傷的指甲則讓萬能的手伸手不見五指。手足及指甲相互一望，發現了他們休戚與共的共識，只有互相照顧與保持健康，才能保證行走坐臥間，手舞足蹈時的自由自在。

《指甲健康 研究室》裡，將國人常見的問題，整理出系統而實用的保養知識。本書從指甲的形狀、成長的構造、平時的保養指南、如何從指面看健康的方法，為讀者建議了居家實用的手足指甲照護建議。此外，對於患有問題指甲者，目前有我擔任中華民國手足保健教育協會理事長期間的教學案例，這些問題手足皮膚及問題甲的照護前到恢復都是本地的實際案例，應該可以讓有問題甲的讀者多了解照護的建議。

還有一個重要的議題，問題手足及指甲的照護需要相當足夠的專業人員，推動手足保健師、指甲重健師及足科照顧師等職涯規劃也刻不容緩。透過教育，從業人員的技術及學養提昇，職業的社會地位提高，也是產業升級的良方，更是造福社會的解藥。結合理療及保養的足科（Podology）專業證照教育，一定能為照護者與被照護者，創造彼此間的信任及需求。對此，「足研所」的每一位伙伴與我的心中充滿使命感，正期待著為未來有志晉身「足科照護師」的朋友，提供德國一貫的學程，讓醫界有更多人願意投入此產業，讓現存的手足保健師有高階進修的管道，培養第二專長，開創自己的事業。

我始終堅持，只有「足科」專業能媲美國際水準，只有專業走入城鄉，才能建構社會照護有效的網絡，延長高齡社會的幸福感。美的追求並不世俗，它是預約生活品質最實在的形象。

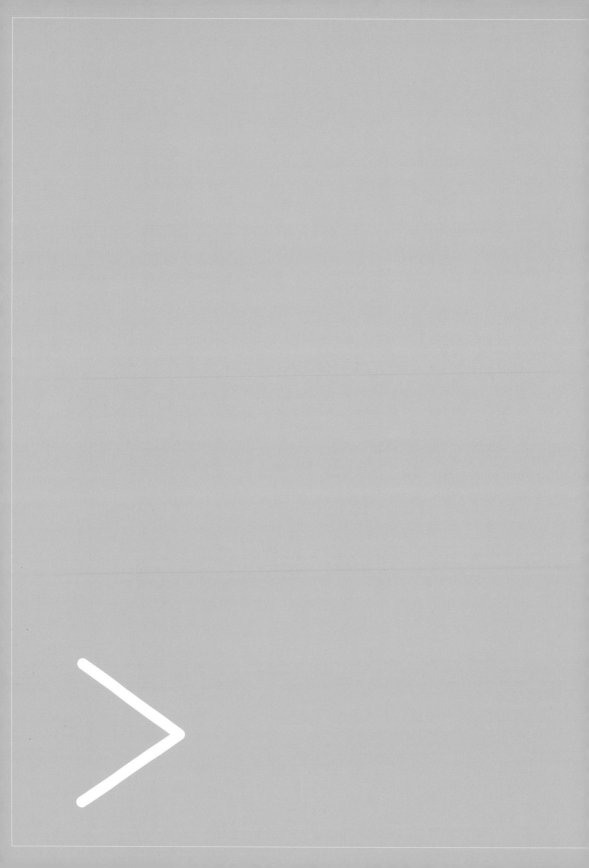

第一章
甲面真相

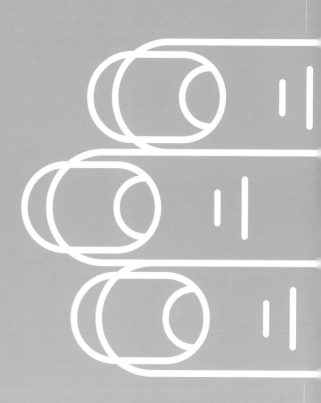

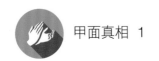

第一堂 手指甲腳趾甲知多少

俗語說：「十指連心」，為什麼透明的指甲在長出指端的部分會從透明的變成白色？每個人都有10根手指、10個腳趾，總共20片指甲，除了剪指甲、修指甲、做美甲，你瞭解你的指甲嗎？指甲到底有什麼用途？

哺乳動物都有指甲，根據不同的生長環境，指甲的形狀和功能也不同。貓科動物和犬科動物的指甲鋒利呈尖錐狀，靈長類動物的指甲就寬大扁平。人類作為物種進化最成功的範例，進化後指甲原有的功能和用途卻漸漸消失，正所謂：用進廢退，人類的指甲似乎只剩下保護手指和腳趾的一點作用。

根據美國威斯康辛州大學教授（James F. Crow Institute for the Study of Evolution, UW-Madison）知名的人類學家約翰·霍克斯（JOHN HAWKS）（註）長期的研究揭示：「我們具有手指甲是因為我們是靈長類動物。」手指甲是區別包括人類在內的靈長類動物和其它動物的諸多特徵之一。「大多數哺乳動物都有爪子，它們用爪子來抓東西，攀爬物體，抓傷東西和挖洞。」因此，指甲本來就是變平的爪子，科

註：JOHN HAWKS，生物人類學家，人口動態學、基因和形態特徵的自然選擇過程的專家，研究古代人類的骨骼和基因，現任威斯康辛大學麥迪遜分校生物人類學教授。

學家們猜測靈長類動物失去了爪子，轉而以帶指甲的寬大指尖來協助運動。由於哺乳動物的祖先在大樹幹上攀爬，爪子能提供極好的緊抓能力，而體形較大的靈長類動物在較小的樹枝上活動，攀爬樹冠採集水果，爪子就成了麻煩的東西。而靈長類動物進化成的寬大指尖倒更加適合它們抓握水果。

大約在 250 萬年前，化石證據顯示早期人類首先撿起石頭當工具，與此同時，我們的祖先較其它靈長類動物更早地進化成寬大的指尖。如今，人類比其它靈長類動物更能顯耀其指尖，從古至今還成爲了女性展示美麗的一種形式。

■ 指甲形狀的演進

指甲的樣式是很個人的，與頭髮或化妝不同，人們無需使用鏡子即可整天看著指甲。它們的外觀對很多人都很重要，是表達個人風格的一種方式，修剪美觀的指甲可以爲你的生活加分。

整個人類的歷史，關於指甲趨勢的演進可以追溯到公元前 5000 年前，那時印度的婦女用指甲花（hanna）（註）裝飾指尖，後來在公元前 4000 年巴比倫的男人以名爲 kohl 的黑色或綠色的顏料爲指甲上色。

註：來自印度北方一種叫 "henna"（爲海娜，漢娜或指甲花）的植物，人們採摘下這種灌木的葉子，將其磨成極精細的糊狀物，便成爲印度手繪師重要的繪圖原料。

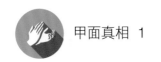

中國人早在公元前 3000 年就已經用蛋白、指甲油和蜂蠟製造指甲油。

到了現代，人們似乎很接受長而尖的指甲，每個時代都見證了許多風格和個人喜好。從 20 世紀中期開始，指甲的形狀從圓形改為細長橢圓形，然後從 70 年代開始向方形的形狀發展，從 90 年代中期開始，短的方形指甲成為新潮，如今指甲修剪風格多元，就像女士們的細高跟鞋和楔形船跟。

1800 年代晚期和 1900 年代早期，西方稱修指甲為 Manicure，這個詞用來形容打磨指甲和清潔甲皮的專業人員。美國人 Mary E. Cobb 在法國學習指甲護理並與足科醫生 J.Parker Pray 結婚後，創建了自己的指甲護理系統，並於 1878 年在曼哈頓開設了美國第一家修指甲沙龍。

咆哮的二十年代，人們捨棄保守的衣服，解放了皮膚，飲酒文化和抽煙時尚盛行，為了商業需要，廣告中大都是精心修剪了圓指甲的漂亮女人。短而圓的指甲容易保持清潔，象徵著豐富的休閒生活。1929 年美國的股市崩盤後，修指甲的心理價值似乎有所增長。當時，女性堅持這種習俗是維持奢華感的廉價方法。

有指甲油的那一刻，就有美甲了，有一段時間，明星將指甲中心塗成紅色，但是月牙部分不上色，只有清晰的光澤覆蓋層，被稱為半月式指甲。

1940 年代和 1950 年代的第二次世界大戰期間，婦女流行紅色杏仁形狀的指甲，當年年輕的伊麗莎白·泰勒（Elizabeth Taylor）和《我愛露西》（I Love Lucy）的露西爾·鮑爾（Lucille Ball）這樣的明星，把杏仁狀的指甲樣式帶到了整個美國的銀幕上。

20 世紀 60 年代美國的音樂界女歌手是決定指甲趨勢最有影響力的人。當你是歌手時，將要拿著麥克風，並且麥克風總是緊貼你的臉。於是人人都希望指甲的樣式像服裝一樣醒目。

1970 年代和 1980 年代是嬉皮士流行的時候。人們選擇短的指甲，迪斯可舞者則喜歡炫耀橢圓形的長指甲，來創造戲劇化。

1978 年法式指甲的發明，方形指甲開始流行。

幾年後，牙科醫材供應公司 Odontorium Products Inc. 將其假牙用丙烯酸樹脂製成了手指用產品，並將公司名稱縮寫爲 OPI（註），最終成爲了今天我們廣受歡迎的指甲油品牌。指甲甲面的延伸技術提供了愛美的大眾更大、更穩定的畫布，創造了美甲藝術，從而改變了整個驅勢。

現代，許多女性也開始選擇了短而自然的長度，而且每個人都有

註：Suzanne E. Shapiro，Nails: The Story of the Modern Manicure

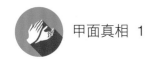

自己的風格。這種多樣性，同時反映出女人的時代地位—她在主導自己的風格。

接下來會是如何發展？

一件事可以肯定，指甲護理會一直持久下去。修指甲是每個人可以自己進行的，它不但可靠、便宜、保養的程序也不複雜，並且選擇指甲的顏色、長度和形狀是一種有趣的過程。由於醫學的進步與時代流行文化的豐富性，要求健康又美觀的指甲，是一股方興未艾的照護需求，就算是嚴重的問題指甲，甚至延伸到周圍的皮膚，這些手、足及問題甲等的照護與美化將不再是無解又經年累月的困擾，後面的章節將提供讀者們基本而重要的參考。

第二堂 指甲的生長速度跟你想得不太一樣

我從小與外祖父母的感情就很親密，務農的外公種田一輩子，眼見他的雙腳簡直是長在泥土裡，而他的腳趾甲就像化石般又厚又硬，趾甲產生的粉塵變成外婆的惡夢，就怕是細菌傳染給家人，當時，治療期間使用的局部外用抗黴菌藥物對皮膚及趾甲不見其效，在那個年代還流行過泡稀釋的醋也沒有根治，此外，當時看到外公剪趾甲用上了狀似鉗子的工具，雖然感到稀奇卻也心生疑惑又恐懼，記憶中他泛著血漬的雙足，煩惱的是怎麼修剪還都是灰趾甲！

不僅是外公的問題甲，因為自己年幼時大腳趾被磚頭砸傷後，經歷長時間重新生長，修剪、看皮膚科及整型外科，趾甲卻一直長不回原形。青春期的我用 OK 繃裝飾腳趾，後來則仰賴水晶指甲遮蔽醜腳趾帶來的缺憾。問題是，指甲拔光了為何不能保證長回原形？新生的指甲為什麼變得凹凸不平，又容易破裂呢？

且看我們身上這一小片指甲，不論從功能或外觀，指甲與頭髮一樣在功能上和美學上都是皮膚重要的延伸附屬物。不過，沒有頭髮並不影響我們的生活，正如許多男士的光頭造型顯得俐落帥氣，但沒有指甲就相當不方便，即使美甲材質也只能運用在原本健康的指甲上。

如果你的指甲一直在健康狀態，恭喜你，但你對於每天跟你生活在一起、工作在一起、美麗在一起的指甲到底瞭解多少？觀察過指甲

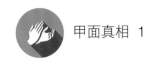

生長的速度嗎，包括你多久會修剪手指甲及腳趾甲？你仔細觀察過自己的指甲長相，好奇過他們如何從自己的手指尖及腳趾頭長出來？

　　指甲們從指肉中成長就像是軟管中噴出的牙膏，但是這一小片硬甲大部分不會有向左、向右或向上歪斜，而是緣著指頭二側筆直的延伸。許多醫學統計資料顯示，成人的指甲平均每天長 0.1 公釐，若依此推算，指甲要從根部推生到指尖大約需要半年時間。所以當指甲生病出問題時，醫生開口服藥都會叮嚀患者最少要連吃 3 個月，道理就在這兒。當然這只能算是大眾的「平均值」，因為指甲的生長速度會受到性別、季節與使用頻率影響，比方說男生的指甲長得比女生快，炎熱的夏季指甲就長得比寒冷的冬季快。不僅如此，若我們單看手指甲，其實左手與右手的指甲生長速度也並不同調，就是常用手的指甲也會長得比較快，下回您剪指甲時不妨特別留意看看。此外，每個人指甲的生長速度，因體質與生活習慣不同也各不相同，即使住在一個屋簷下的家人也是如此。

　　手指甲與腳趾甲的生長速度也是不同的，一般而言，手指甲長得比腳趾甲快，因為腳大部分時間都約束在鞋襪裡，所以生長速率較慢。手指甲平均每星期長 0.5 至 1.2 毫米，比腳趾甲的生長速度快了 3 倍。而且，手指越長指甲生長得越快。

　　指甲、骨骼及牙齒是人體上三種最堅硬的組織，部分原因是它們所含的水分少，平均大約有百分之十，因此指甲通常被認為是不可滲

透的屏障，但事實並非如此，指甲擁有滲透性，能夠吸收水分，一旦浸在水裡，指甲含水量增加，就會變軟。這種滲透性使得任何有害物質和藥用物質會經由指甲吸收，因此應用於指甲的化妝品有可能對指甲帶來風險。

總而言之，指甲生長速度原則受「年齡、氣候、性別、晝夜循環、營養、女性月經」等六大因素影響，女性在月經來之前和懷孕期會長得較快。男性則因為新陳代謝較快，指甲生長的速度平均較女性快。醫學統計還揭示，指甲在夏天生長得比在冬天快，在南方生長得比在

指甲生長示意圖

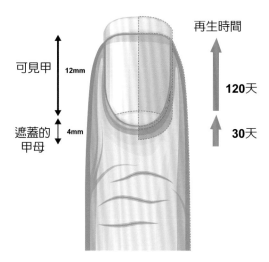

指甲每月生長估計為 3-4 毫米。指甲完全長出來為期大約半年。

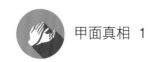

北方快,在白天生長得比在夜間快。指甲的生長也與運動有關,慣用右手的人,右手指甲生長得較快;慣用左手的人,左手指甲生長得較快。

　　一個人的指甲到底能長多長呢?除了指甲生理的考量,環境與某些病理變化也影響我們每個人的指甲長度。印度老翁齊拉爾(Shridhar Chillal)出生於 1938 年,他的指甲留了 66 年,是擁有全世界最長指甲的男人。齊拉爾自 1952 年來就再也沒有剪過左手指甲,最後一次測量時,他的左手五根指甲總長超過 9 公尺,大姆指最長達到 197.8 公分,在 2015 年曾被金氏世界紀錄認證為「單手指甲最長的人」。在外媒的報導中,齊拉爾表示,他的指甲很脆弱,在睡覺時要小心不要壓斷它們,「我不太能動,每半小時左右必須起來,把我的手移到床的另一邊」。然而,隨著年紀增長,齊拉爾的身體漸漸不堪負荷,除了身體痠痛,左手更因此受損,甚至無法攤開手掌、伸展手指,因此他下定決心剪掉指甲。這樣的世界奇人,是否能解答指甲到底能長多長的疑惑呢?

第三堂 指甲如何成長？

人類的指甲基質在第九個胚胎週時開始發育，到了第 16 週便可識別胎兒的指甲。其中 90％的指甲板由指甲基質產生，其餘更多的指甲板從指甲褶皺的近側產生，導致指甲從近端到遠端的自然凸曲率。

人體提供指甲生長的重要成長基礎有 3 個區域：一為生長基質（germinal matrix）（註 1），二是無菌基質（sterile matrix），三是指甲褶皺的近端和兩側（proximal / lateral nail folds）。生長基質在指肉下方由指骨支撐，負責產生 90％的指甲板，這些成長的過程發生在手指肉的下方，所以我們是看不到它的發生。生長基質是製造所有新細胞的地方，並連接到手指的韌帶上。新的活細胞沿著這個生長基質向前推進，該基質終止於月牙，或指甲底部的新月形狀，通常具有發白的色調。一旦細胞到達月牙的邊緣，它們就會失去細胞核並硬化成蛋白質中的角蛋白（註 2），我們給的俗名便是指甲（指甲板）。從指甲板下方、延伸到指尖方向的工作就由無菌基質擔當，無菌基質的功能是為朝向指尖生長的指甲板提供緊密的粘附力；指甲褶皺的近端和側面則位於指甲皮膚角質層的後面，這些褶皺限定了指甲板的邊界，並提供指甲板生長的光澤。

註 1：生長基質（germinal matrix）也翻譯為生長胚質，原生質層。
註 2：角蛋白是構成生皮表皮，毛皮毛囊的主要蛋白質。角蛋白是中間纖維蛋白（intermediate protein，IP）家族的重要成員。

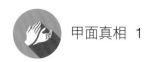
指甲生長結構剖面圖

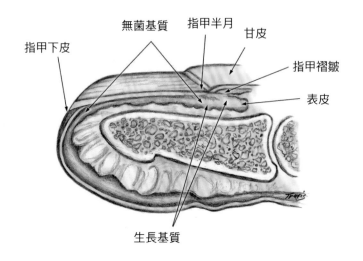

指甲下皮

無菌基質

指甲半月

甘皮

指甲褶皺

表皮

生長基質

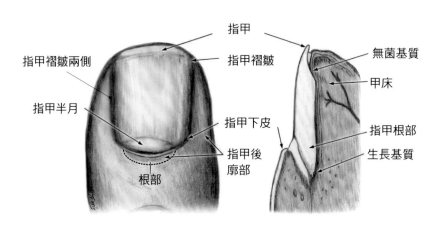

指甲褶皺兩側

指甲半月

指甲

指甲褶皺

指甲下皮

指甲後廓部

根部

無菌基質

甲床

指甲根部

生長基質

■生長基質的特徵：

- 它位在指甲後廓部的指腹；細胞核由內而外、從有到無經歷漸變角質化過程。指骨骨膜附近的細胞被複製並擴大，新形成的細胞向遠端和指背推移變成了我們看到的指甲，也就是說，細胞成長的初期因遇到阻力，使它們變成指甲的型態。
- 當細胞核從指甲起點迸出，形成我們俗稱的月牙（lunula）；當指甲片越來越長，遠端的細胞就無法存活直到失去了細胞核。

■無菌基質的特徵：

- 該區域位於月牙的遠端至指尖。
- 它會因為指甲生成的長度、狀態有不同的生成。有助於鱗狀細胞成長，也就是一般可由肉眼辨視的指甲強度和厚度。
- 它肩負起指甲片粘合在甲床及邊緣的任務。

■指甲後褶皺近端的特徵：

- 提供指甲與生長基質相似的生長方式。
- 賦予指甲板光澤。

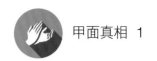

第四堂 指甲的構造

指甲的構造從外觀看，包含整片的指甲面、指甲周邊的甘皮、兩側的指甲溝，指甲前端白色部分內緣的「微笑線」(即游離緣)，以及指甲根部白色的「指甲半月」。再往指甲深層透視，指甲面下頭便是指甲床、指甲尖與指甲床交界的游離緣，以及指甲根部沒入皮膚的指甲基質。

外型上，人們最容易辨視的指甲板是由角質化鱗狀細胞組成的硬結構。這些硬結構由原生基質提供生長動力，一旦損傷指甲的生長就會出現障礙，完全損傷則不會有指甲生長。指甲下方的肉面統稱甲床，為指甲生長提供爬行基床，為甲板提供營養，所以，沒有甲床或甲床受傷，指甲會出現生長障礙甚至停滯。最後是指甲板，其生長是由近端向遠端，且由薄變厚的成為正常的指甲板。

指甲既然是皮膚角質層硬化的產物，其主要成分便是角質素：這是一種富含胺基酸與微量硫磺的角質蛋白，其中不含有活細胞，肩負著保護指頭末節指腹的責任，以及日常生活與工作中不可或缺的重要貼身工具。

指甲基質有豐富的神經、血管與淋巴液，源源不絕地供應指甲生長所需的營養，讓皮膚順利角質化。由鱗狀角質重疊生長而成的指甲，

由指甲根部慢慢往外沿指甲床向前推動，來到指尖與指甲床分開處之游離緣出現微笑線，肉眼可辨識的差異即是指甲從透著粉紅的健康膚色變成白色。由於指甲下面靠近皮膚表面的地方有很多微血管，有大量血液流經，使得指甲看來帶有粉紅色，當指甲體長至外緣（或稱頂端）與甲床脫離時，不再貼合供應營養的甲床，因而轉變爲不透明的白色指甲，平時修剪指甲便是移除這個部分。此外，甲床的供血豐富，有調節末梢血液供給及體溫的作用。

指甲並非沒有功能，首先它們的「盾牌」作用，能保護末節指腹免受損傷，維護其穩定性，增強手指觸覺的敏感性，協助手抓、挾、捏、擠等，於是當我們用手進行日常活動時，指甲和指尖受傷是很常見的。指甲在指尖提供保護，並允許我們拾取小物體，因爲它在擠壓期間爲指腹提供了反作用力，舉凡抓癢、撿東西、摳東摳西、解開繩結、掀開瓶蓋、緊扣的蓋子、摘菜、剝皮、挑子、翻書、查找資料等，試想若沒有指甲幫忙，確實是不方便！

「盾牌」萬一受到重創，掀開與指腹分離，那就像受到古代酷刑用針插手指甲縫的錐心之痛，接下來的面對治療與恢復期，一定需要專業照護，否則很可能會陷於與筆者一樣反覆治療的窘態。

從古至今，指甲是手部美容的重點，漂亮的指甲增添女性的魅力，所以指甲的保養需要建立觀念。指甲缺損或畸形的患者，即使有功能

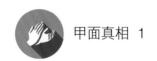
良好的手指，也可能因自卑而藏起手指不用，長期下去自然影響了手指的功能。

■ 指甲結構

● 指甲半月（**Lunula**），或指甲底部發白的「月牙」，是活指甲細胞核轉變成基質自然形成的顏色。 隨著指甲生長，遠端的細胞失去活力，細胞核崩解，才使指甲透明。 一個常見的傳聞是，緊鄰指甲近端明顯的月牙標誌著健康的指甲，事實上，月牙的形狀取決於遺傳學而非健康狀況。

指甲「近端」一詞是指位於原點或附著點附近，在指甲解剖結構中是基質。為此，近端指甲褶皺或稱皮膚褶皺，形成保護屏障以防止細菌和感染到達基質。

● 基質（**nail matrix**）位於指甲基部的皮膚下方，包含神經、血液和淋巴管，可產生指甲細胞。新細胞變平並向前推向指尖，導致指甲生長。這個重要且敏感區域的損壞可能導致指甲板不規則，並造成不可逆轉的結果。任何針對這個位置的照護，一定要避免過度施力導致角質層受傷。

● 甘皮（**eponychium**）是近端指甲褶皺的可見「唇」。它與指甲板密封有如膠膜般的功能，保護基質免受有害細菌的侵害。許多人錯誤地將甘皮視為角質層，並修剪掉這層薄薄的膠膜。事實上，

指甲構造圖

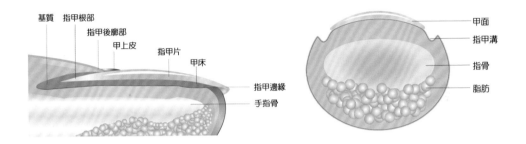

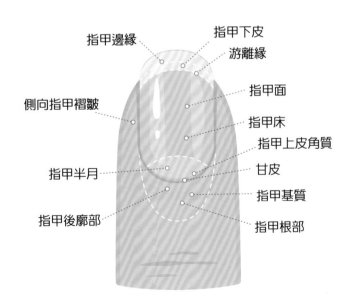

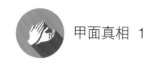

甘皮有防禦的功能，任何情況下都不應該剪除；相反的，應注意保濕然後非常輕柔地將分岔破裂的上頜撫平推回，以獲得均勻對稱的外觀。

● 指甲下皮角質（**loose skin**）是半透明皮膚層，從甲床長出，附著在指尖下方的灰色角質，隨著指甲生長從近端指甲褶皺的下側脫落。這種皮膚由於組織已經死了，大部分都可以安全地剪掉或銼掉，剪除這些廢角質可以改善指甲表面的光滑度和防止藏污納垢。

● 甲床（**nail bed**）是指甲板下面呈粉紅色支撐指甲的皮膚，它含有為指尖提供營養的血管。有時，人們會將甲床與甲板混淆。

● 指甲面（**nail plate**）是指尖上堅硬的角蛋白層。對於美甲人員來說，這就是魔術發生的地方，無論是指甲油、凝膠、拋光還是雕飾技巧，從指甲面板上去除光澤是許多美甲服務常見的步驟，但評估做法與適可而止很重要！當通過覆蓋或不適當的增強去光水時，指甲面會變薄、變弱和敏感。

● 側向指甲褶皺（**perionychium**）是沿指甲周圍的皮膚（side line），近端指甲褶皺的延續，大多數人啃手指就是咬這個位置，於是感染也最多。平時保持指甲周圍的濕潤是基本保養，否則缺水的手很容易長肉刺，接下來引起乾裂。

● 指甲下皮（**hyponychium**）是在指甲板和甲床之間密封的皮膚，這個位置分部較多血管，也較為敏感，因此避免使用工具在指甲邊緣用力清潔，如果皮膚經切割，不僅疼痛還會出血。甲狀腺異常者常導致指甲剝離，指甲板從甲床上抬起，於是容易受到真菌感染。

● 指甲邊緣（**free edge**）它是距離指甲起點最遠的位置，也是生長在指尖之外的指甲。

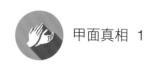

第五堂 指甲的特殊現象

　　注意過自己的雙腳小趾甲是完整的，還是有一個分開小趾甲片？坊間傳說「第六片趾甲」的人為漢人，故事又稱在中國特別是山東特別多，而且代表是來自明代山西洪洞縣大槐樹下的移民，正因為他們都有「第六片趾甲」特徵，因此認為他們擁有共同的祖先。

　　也有人以為這是小趾甲片裂開或經由受傷造成的，但後來發現不論怎麼修剪都是分開的指甲片。醫學上稱這「第六片趾甲」為跰趾，或稱「復甲」、「跰甲」，指的是小腳趾甲分瓣而非完整一塊的特徵。生物學認為瓣狀甲是一個染色體顯性性狀，不能作為某一族群的特定標誌。西方醫學則認為跰趾也許是一種腳部病變，多由摩擦而產生，並有相關治療文獻。

　　針對跰趾的描述，迄今為止多限於學術作品，基於遺傳學的研究則十分罕見。為此，中國科學院（註）曾經發表過的一項研究成果指出：全基因組關聯分析的結果說明，跰趾特徵非漢族群體所獨有。跰趾的出現在左右腳不完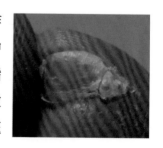

註：馬普學會計算生物學夥伴研究所汪思佳研究組與復旦大學李輝課題組發表第一個針對東亞漢族人群跰趾特徵的全基因組關聯研究，揭示小腳趾甲分瓣的一系列特性，並己在 2017 年對外發布研究成果。

全對稱，右腳出現率略高於左腳，在男女之間沒有明顯差異。對大於20 歲的成年人，年齡不會造成顯著差異。全基因組關聯分析以及候選基因分析均沒有發現顯著的主效基因對跰趾具有影響，推翻了之前普遍認可的跰趾符合孟德爾顯性遺傳規律。研究人員認爲該特徵更可能是由多個微效基因共同作用而引起的。此外，該研究還對其他民族群體的跰趾進行了分析，通過比較不同族人群中跰趾的出現頻率，否定了跰趾作爲民族特徵標誌的可能性。

跰趾對其「主人」的成長和健康並沒有太大影響，最多是美觀問題，修剪麻煩、或不小心造成疼痛等小困擾，瓣狀甲不是畸形，更不會造成功能障礙。

反而，許多有指甲困擾的朋友大都起因於自己的指甲太薄，那麼你知道指甲的標準厚度是多少？指甲一般正常厚度約 0.5 至 0.8 公釐，如果變得太厚，若伴隨顏色變黃變灰，一定要儘速處理，因爲指甲裡可能有不速訪客—黴菌，就是常說的「灰指甲」，若放任不治療，灰指甲可能會傳染到其他健康指甲，甚至手、腳間互相感染。灰指甲不僅影響美觀，若腳趾甲感染後指甲變厚，更會因穿鞋造成壓迫，造成走路的疼痛。

如果指甲產生特殊紋路，例如變厚、變黑、變白，甚至出現凹洞，這可能是身體健康狀況不佳，或是疾病的警訊。指甲容易斷裂與營養素缺乏有關的因素如：

- 缺鐵性貧血：貧血使指甲甲床的血液供應不足，於是容易斷裂或者變薄或凹陷。
- 生物素（Biotin）缺乏：生物素又稱為維他命 B7，可以促進指甲的硬度和韌性，當缺乏生物素時，指甲就容易碎裂；許多食物例如蛋黃、牛奶、豬肝、啤酒酵母、麥芽、花生和深綠色蔬菜……等，都含有豐富的生物素，只要正常均衡飲食，不太容易發生生物素缺乏的情形。
- 蛋白質缺乏：因為蛋白質缺乏而造成指甲易斷裂的案例非常少見，除了少數純素的茹素者，或是特殊疾病患者、過度減肥的人需要檢視蛋白質攝取的問題。

　　想要有健康的指甲，最重要的就是要有健康的身體，飲食營養均衡，血液就會循環順暢，生出健康的指甲。指甲雖然不是活細胞，但是要讓指甲看起來紅潤光澤，仍然需要基本的保養，不要讓指甲長時間接觸清潔劑、化學藥劑或者溫度頻繁變化的環境，就是最基本的保養方式，當指甲健康搭配健康漂亮的手指和肌膚，就是相得益彰。

註：Henig, Robin Marantz. The Monk in the Garden : The Lost and Found Genius of Gregor Mendel, the Father of Modern Genetics. Houghton Mifflin. 2009. ISBN 0-395-97765-7. The article, written by an Austrian monk named Gregor Johann Mendel...

第二章
手足指甲的
健美之道

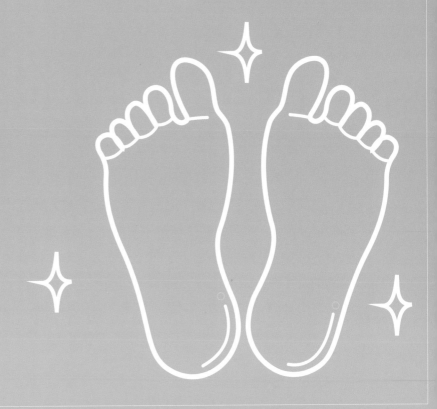

第六堂 手指甲的健美之道

許多人從小就有手指及指甲保健的困擾，這個問題經常從兒童時期咬指甲、啃指肉、硬皮等看似無意識的習慣開始，逐漸產生了心理上的依賴。成人咬指甲經常被視為焦慮表現，不論是否已變成下意識的動作，口水中的細菌很輕易感染咬破的手指。若位置在指尖皮膚，對於疼痛就極為敏感，撥摳撕咬的行為形成肉刺，等於形成角質層上的損破皮膚，此時若被微生物與病毒感染後，就會造成甲溝炎。生活上，手指仍需要抓取物品、吃飯、摳東西，這些動作也會造成已受損的指甲或指肉的傷口不斷，然後開始了啃食手指，減緩指緣不適的循環。

由於鞋子包裹著我們的腳部，稍不加注意就影響了腳趾及腳趾甲的健康，然而腳的問題會被忽略或延遲處理，反倒是對腳的美觀相對要求的女性朋友，能提早注意足部的變化。兒童的雙腳到了學齡，隨著快速長大，挑選合適大小的鞋子至關重要，若不注意則令受傷機率大增。到了成年，除了修剪腳趾甲不當、運動撞傷、穿著不合適的鞋子，令腳趾長時間受摩擦、壓傷等等造成不適，男性朋友多因當兵期間的環境因素，需要長時間穿靴子、出操，流汗的腳一直悶在鞋子裡，致使黴菌防不勝防的找上來。而女性朋友喜歡穿涼鞋拖鞋，增加了碰撞的機會，或經常做指甲彩繪、水晶指甲、光療等美化，忽略以健康的指甲為基礎。無論如何，手足指甲保養之道無他，保持手足清潔為最基本要求。但手足要如何清洗才算真正清潔？

腳趾長時間受摩擦、壓傷

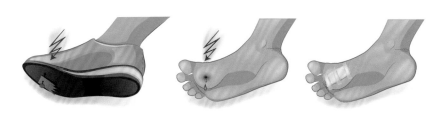

足部側面

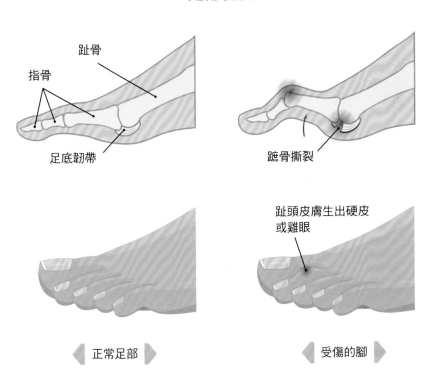

指骨

趾骨

足底韌帶

蹠骨撕裂

趾頭皮膚生出硬皮
或雞眼

◀ 正常足部 ▶

◀ 受傷的腳 ▶

　　日劇《Doctor-X》裡大門醫生進手術室前，總是先用刷子仔細洗手，從指甲到前臂仔細刷洗沖乾淨，然後在護理師協助下穿手術衣、戴手套、進入手術室動手術。一般人不必像醫師洗得這麼徹底，但也不能馬虎了事隨便沖沖水、烘手機前虛晃一招，或是拿擦手紙捏捏揉揉，或者圖方便在衣服、牛仔褲上擦擦抹抹就算擦乾了，以上這些行為都無法達到清潔的標準。

正確洗手步驟

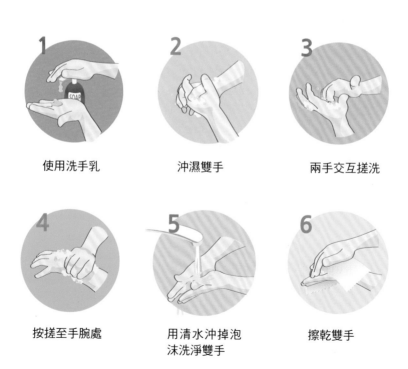

使用洗手乳	沖濕雙手	兩手交互搓洗
按搓至手腕處	用清水沖掉泡沫洗淨雙手	擦乾雙手

■ 手的清潔

現實生活中不僅醫師要把手洗乾淨，一般民眾、小朋友也必須把手洗乾淨，拒絕細菌、病毒上身，就是健康的第一道防線。用乾淨的清水把雙手徹底打濕，不能只洗右手或幾根指頭，或只把雙手打溼，這些都不算真正有效的洗手。洗手要抹上肥皂並且手心、手背、手指互相搓揉起泡至少 20 秒鐘，再打開水徹底沖洗乾淨。如果不是感應式水龍頭，洗完手請捧水將水龍頭沖乾淨再關，以免洗好的手再被汙染。

所謂「乾淨」的標準，就是先洗「淨」再擦「乾」。洗「淨」很簡單，只要遵照「洗手正確5步驟」 濕、搓、沖、捧、擦，每一步都做到位，就能讓細菌病毒遠離你。

■ 液體皂好還是肥皂好？(乾洗手、消毒液、酒精等)

肥皂、液體皂、洗手乳，到底哪一種潔淨效果比較好？可依據殺菌、去汙與潔淨三種指標，再視個人職業種類挑選。例如：醫療護理從業人員可使用殺菌力強的產品；機械修理等雙手經常沾滿油汙者，以去汙力強者為首選；一般居家與公共場所則以潔淨力為主。提醒您，長期使用抗菌力、去汙力過強的洗手乳(皂)，可能會因為過度清潔洗去保護皮膚的油脂，使得指緣過於乾燥出現縫隙，造成皮膚完整性不佳，反而容易遭受黴菌感染，所以洗手皂最好根據自身需求挑選，過猶不及都不好，合適最重要。

■ 烘乾好還是擦乾好？

現在公共廁所大多會提供擦手紙，有些單位基於環保理念或經濟考量而設置烘手機，分為暖風式與強風式兩種，相信大家都親身體驗過。到底洗完手是烘乾好？還是擦乾好？先來看兩份英國的研究報告再說。

英國布拉德大學 (University of Bradford) 研究者 Anna Snelling 做了一項實驗，測試者在洗手後隨機使用不同的烘手機，以及在測試使用烘手機時搓手或不搓手。對比各組結果時發現，使用烘手機後手部的細菌數減少，但如果烘手時兩手互搓，就會削弱細菌減少的效果。

研究者 Snelling 解釋：使用烘乾機可以把洗手後手上殘留的細菌再吹走 37%，讓手更乾淨些；而在烘乾時搓手則會將毛孔中的細菌帶到皮膚表面，反而使手上的細菌增加。這些細菌是人身體上的常駐細菌，

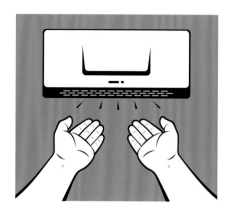 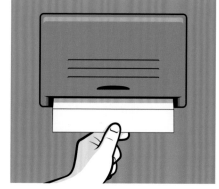

致病力較弱，但對於免疫力下降或有開放性傷口的患者是有較大的威脅。於是，這個研究對於醫院設計正確的洗手程序特別有意義。至於強風式烘手機、一般暖風式烘手機，以及擦手紙的病菌擴散研究報告，發現：

款式	洗手間內擴散距離
強風式烘手機	約 300 公分 (3 公尺)
一般暖風式烘手機	約 75 公分
擦手紙	約 25 公分

另一份由英國里茲大學所做的研究，烘手後 15 秒內周圍細菌量的變化，發現：

款式	烘手後 15 秒內周圍 1 公尺細菌量變化
強風式烘手機	增加為原先的 27 倍
一般暖風式烘手機	增加為原先的 6 倍

暴增的細菌數量大約經過 15 分鐘才會恢復正常，也就是說要等前一位使用者烘完手 15 分鐘後，待瞬間暴增的細菌量下降後下一位再使用。

世界衛生組織的指導方針規定，只用水不適合清洗明顯弄髒的手，必須使用肥皂或洗滌劑，配合沖水。

關於肥皂和其他藥劑在減少手上常駐和瞬時菌群的微生物數量方面的效果已經有很多研究。對文獻的研究和回顧得出結論是，影響手部細菌數量的主要因素是使用的洗手液或肥皂以及乾燥方法，乾燥不確實的手更容易傳遞微量微生物。於是看完這些研究報告，使用擦手紙應該是比較安全的選擇，而且紙張纖維虹吸現象可以確實吸乾指縫間的水分，堪稱零死角；擦完後再使用烘手機烘到乾爽程度，這樣更加乾淨。

順帶一提，擦手紙盡量選擇螢光劑含量低的品牌會更理想。

第七堂 護手霜擦對了嗎？

　　藥妝店裡護手產品琳瑯滿目，怎麼挑才能達到護手、滋潤的效果？選對產品只是第一步，擦抹的時機、方法也至爲關鍵。

■ 擦護手霜也有最佳時機

　　雙手洗淨後光是擦乾只算完成清潔，接著才是保養的重頭戲—擦護手霜。擦護手霜最佳時機有兩個：其一是洗完手、過水後；其二是睡前，因爲睡眠時間長，雙手修復損傷的時間比較充裕。加強護手的方法還可擦完護手霜再戴上美容手套，提高手部溫度讓毛細孔張開，吸收滋潤成分。

■ 護手霜應該如何挑

　　依個人膚質（油性 / 中性 / 乾性）挑選，過猶不及皆非上選，唯有適合自己膚質者才是上上之選。至於氣味香氛，不妨依個人喜好挑選。或者參考市售認證產品，如經歐盟有機認證的品牌。

　　坊間護手霜成分若標示有金盞花、羊毛脂、乳油木果、小麥胚芽、尿素等成分，表示具有滋潤、保濕鎖水、光滑、抗菌的效果，可做爲選購的參考依據。

■ 護手霜用量如何拿捏

　　只要挑對適合自己膚質的護手霜，用量只要擠出約小指第一指節長度的量即足夠滋潤。如果擦完感覺手部肌膚仍然澀澀的，表示用量

不夠，可再追加份量；若擦完手部太過滑膩，表示使用的份量太多，
下次可酌予減量。

■ 護手霜該怎麼擦

擦護手霜必須充分搓揉、按摩，讓肌膚盡量吸收，直到雙手幾乎沒
有油膩感才算合格。如果擦完後感覺澀而不潤，若排除用量問題，
有可能是滋潤度不夠，可考慮換一種品牌試試。

■ 護手霜的速配小道具

建議準備棉質手套或美容用的 PE 膜，擦完護手霜後使用，達到與空
氣隔絕、產生熱透效應，讓皮膚升溫、手部肌膚毛細孔打開，充分
吸收護手霜的滋潤成分。

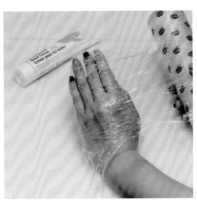 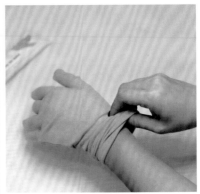

■ 蜜蠟保養

很多朋友在遊樂園玩過蜜蠟手模，純粹娛樂好玩；也有朋友是在醫院復健時，浸過加熱蜜蠟的手戴上保溫手套，藉由熱蜜蠟包覆以隔絕空氣，產生熱透效應，為復健部位熱敷治療。

做指甲保養時也會用到蜜蠟，通常會視需求在蜜蠟中添加維他命E、荷荷芭油、牛奶胺基酸、酪梨油、玻尿酸，以及柑橘、玫瑰、薰衣草精油等。以上添加的草本有機成分各有作用，主要是保護、滋潤與保濕；芬芳的精油類主要做足部指甲保養時添加，有舒緩、抗菌與增添宜人氣息的效果。

蜜蠟保養

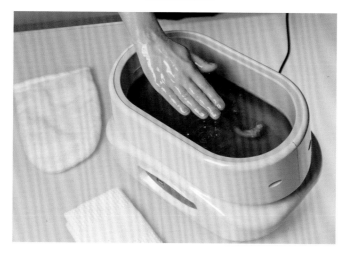

第八堂 基本的足部護理

鑑於足部有 26 塊骨頭，33 個關節和超過 100 個肌腱、肌肉和韌帶，而每個人的腳還要應付生活上多種活動的需要，因此這個身體部位很容易發生不適的情況。醫學報告顯示可能的足部疾病有 300 多種，因此預防性的足部護理，以及對足部問題的早期關注，了解有關足病的信息有其必要。

兒童，常見的問題可能是扁平足或帶著嵌甲走路。疣，是孩子們的另一種足部困擾。到了成年人，除了疣之外還會受到腳癬，真菌感染和結構問題的影響，如拇趾囊腫、錘狀趾（腳趾頂部和腳底肌腱之間不平衡導致腳趾收縮）、足底筋膜炎（增長在足跟骨的下側）或神經瘤（骨骼周圍的神經過度生長）等。老年人足病的起因通常是活動力不佳引起的，年紀愈長愈不便彎腰，也無法去除老繭；因患有關節炎或因視力問題不能經常照顧自己的腳，直到腳趾甲變長變厚，足底也生出硬皮厚繭，甚至長雞眼疼痛，長久下去便影響行動。

■下列是平時基本的足部護理：

- ●定期檢查雙腳。變色或變厚的指甲可能是真菌感染的徵兆，而腳底的剝落或鱗屑可能是腳癬的信號。
- ●每天清洗腳部並徹底擦乾，尤其是腳趾之間。
- ●腳趾甲不要太短，因此不論是長度、角落或側面都不宜過度修剪，以防止腳趾甲向內生長。

- 確保鞋子正確貼合。熱脹冷縮的道理也出現在腳上，所以找到自己腳最大的時間購買新鞋，一般來說足部在下午時間最大，是相對合適的選購時間。
- 避免穿高跟鞋，它們會導致膝蓋和背部問題，並可能導致腳部結構變化，使行走產生永久性疼痛。如果你必須穿高跟鞋，在需要的場合結束後儘快換上舒適的平底鞋。
- 避免長時間穿著連身褲襪，你的腳可能會過熱悶濕而引起真菌感染。
- 不要每天穿同一雙鞋子，這樣它們就有機會通風，並且當鞋子不再提供最佳的緩沖和支撐時，不要穿超過「保質期」的鞋子。

第九堂 足部的清潔

洗澡時你有認真把腳洗乾淨嗎？還是沖水、抹肥皂，然後左右腳互搓再沖一沖水，毛巾擦乾時，也只是以不濕為原則，腳上留著的水氣就留著自然風乾。如果你是這樣想，那可要重新認識足部清潔的重點，尤其在高齡化社會，為人子女為老父母洗腳的機會大增，如何把腳洗乾淨成為你我的必修課。

■ 徹底清潔：你洗腳洗對了嗎？

洗澡時腳一定要依序腳踝、腳跟、腳板、腳底、腳趾認真清洗，尤其每個腳趾與趾縫都要用以手指搓揉、上肥皂，再用蓮蓬頭徹底沖乾淨。如果你不是坐下來細細清洗雙腳，而是採淋浴方式，一般左右腳互搓的清洗方式，不容易將足弓部位洗乾淨，就連腳後跟硬皮較厚處也不易搓洗到位。建議清洗腳部時，採取選美小姐站立的三七步，以左腳跟搓右腳足弓，搓乾淨後再左右腳交換位置互搓，這樣兩腳難清洗的部位都能兼顧。

■ 該怎麼擦腳才算真正擦乾？

腳洗乾淨只是基本，擦乾才算大功告成，擦腳時趾縫也要徹底擦乾，否則未乾的水氣留滯其間，很容易吸引黴菌。怎樣才能把趾縫真正擦乾？建議利用毛巾整體擦拭，再把廚房紙巾摺成長條狀，以 S 型穿過腳趾把趾縫與腳趾背面空隙的水吸乾；把紙巾打開反摺成條狀，再次以反向的 S 型穿過腳趾補強吸乾。然後把紙巾角落捻尖，細細

正確擦腳方式

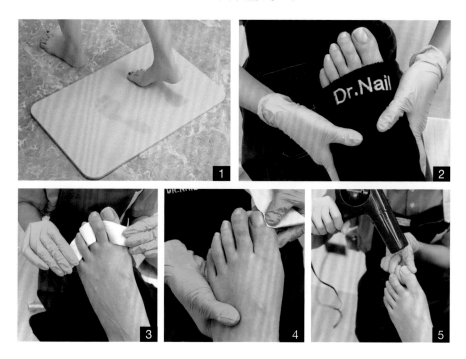

擦乾指甲邊緣，並深入指甲與趾腹間縫隙把水吸乾。兩腳都擦乾後
再用吹風機轉成冷風，把腳趾間吹乾爽，這才算眞正的大功告成。

現在很流行的硅藻土墊，吸水、抗菌又好清理，放在浴室門口有助
吸乾腳上的水氣。使用硅藻土墊也要適時清潔整理減少受潮發霉。

■ 腳霜擦了沒？

足部洗淨老廢角質清掉後，記得擦抹滋潤度足夠的腳霜保養腳部肌膚。挑選時可以選擇添加柑橘、玫瑰、薰衣草、茶樹或金盞花等芬芳精油的腳霜，不僅增添怡人氣息還有舒緩、殺菌效果。若足部指甲皮屑、硬皮、厚繭多，建議再多擦一道指緣油，加強滋潤指甲周邊皮膚，減少皮垢與皮屑產生。擦抹保養品可同時做扳指肉的引甲運動，並按摩腳底以加強吸收。如果你的腳部肌膚是乾燥型，不妨多擦一層凡士林達到鎖水效果。睡前幫腳擦保養品後套上睡襪，有助於腳霜吸收與保濕。

遇到有問題指甲時，洗淨擦乾的雙腳擦腳霜保養時，可考慮戴一次性使用的薄型美容 / 清潔用手套。若沒有戴手套，記得擦完腳霜、指緣油後，務必切實做好手部清潔，以免手足間細菌、黴菌交互感染。

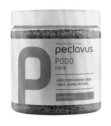

草本足浴鹽參考商品：挑選具有軟化效果，適合清潔粗糙皮膚、硬繭和龜裂肌膚的足浴添加劑。其中成份含有桉樹和松針油具有防腐效果，恢復疲憊的雙腿，並提供持久的舒爽感。

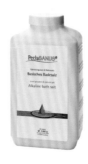

自然鹼性鹽參考商品：此類鹼鹽的 PH 值介於 8.5 及 9PH 值之間，含溶解性礦石，能清理毛細孔，刺激皮膚的天然生理調節，自然排除沉澱廢物，平衡身體的酸鹼值，加速代謝，使皮膚柔軟有彈性。

健康的皮膚構造圖

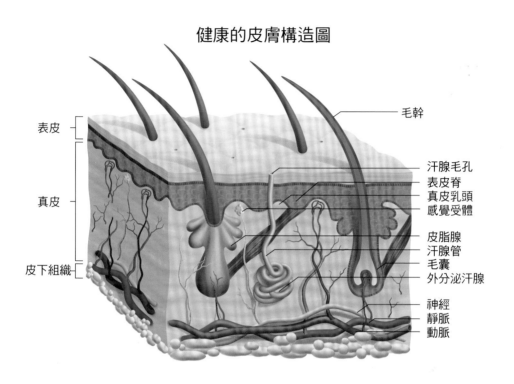

表皮

真皮

皮下組織

毛幹

汗腺毛孔
表皮脊
真皮乳頭
感覺受體

皮脂腺
汗腺管
毛囊
外分泌汗腺

神經
靜脈
動脈

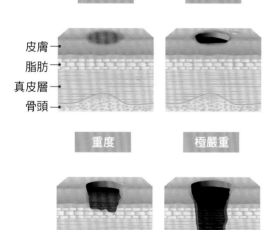

輕度　　　中度

皮膚
脂肪
真皮層
骨頭

重度　　　極嚴重

壓瘡

也稱為褥瘡,當皮膚或下層組織局部損傷,受到長期壓力、剪切或磨磋相結合,經常出現在骨突出。最常見的部位是覆蓋骶骨、尾骨、腳跟和臀部的皮膚,但其他部位可能會受到影響,例如肘部、膝蓋、腳踝、肩背或顱骨後部。壓力性潰瘍由於施加於軟組織的壓力而發生,導致完全或部分阻塞血液流向軟組織。

■ 如何刮腳皮

天天帶著我們東奔西跑的雙腳，經年累月的施力、承重、摩擦，再加上高跟鞋或不合腳型的鞋款，使得腳前掌、腳後跟、大腳趾與小腳趾覆蓋硬皮厚繭，還會在特定部位長出雞眼，甚至造成拇趾外翻、小趾內翻，嚴重時連走路都有困難。與其等到變嚴重時再來處理，不如平日就好好保養。

市面上有很多保養腳部肌膚的小道具，如浮石、豬鬃刷、搓板等都可以幫助腳部去除硬皮厚繭，但使用頻率不能太過密集。浮石、豬鬃刷、搓板大約兩周用一次。去除硬皮厚繭最佳時機在洗完澡後，先把腳擦乾到不滴水程度即可開始打理腳皮；如果不是剛洗完澡的話，可用噴水瓶將腳部噴濕再來清理足部角質。

■ 糖尿病足的保養

糖尿病是現代常見的文明病，嚴重時足部末梢神經遭受損害，引起非常棘手的糖尿病足。棘手的原因在於糖尿病患有傷口不易癒合的特性，一但足部發生甲溝炎、灰指甲、捲甲、雞眼等疾患，造成皮膚完整性不佳，容易引起感染風險，嚴重時引發蜂窩性組織炎有截肢的可能。

針對糖尿病足現在已有一些市售的溶解角質保養品，使用重點是溶解效果能控制在表皮層，避免滲透往至真皮層，因此最好經過訓練

糖尿病足

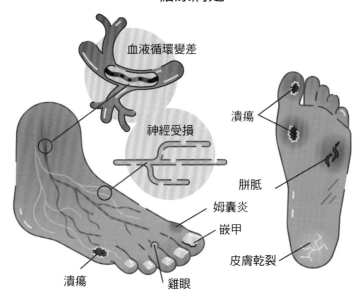

血液循環變差

神經受損

潰瘍

姆囊炎

嵌甲

潰瘍

雞眼

胼胝

皮膚乾裂

糖尿病患者皮膚不完整時，傷口不易癒合。

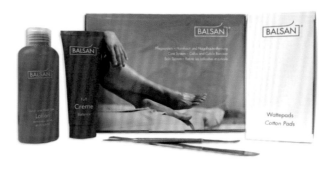

去繭液參考商品：能去除繭皮、角質，防止雞眼。成分含水、氫氧化鉀、甘油、氫氧化鈉海鹽、金盞花萃取物。使用時將棉塊放於較厚、長出硬繭的皮膚部分，倒上去繭液浸濕。根據角質化程度的不同，使去繭液持續 10 至 15 分鐘，再使用專用工具刮除軟化而多餘的角質。

有素的手足照護專業人員操作或經指導後再自行護理，才能有效的保護皮膚！針對糖尿病足的角質溶解保養品一般的使用方法，是塗抹在棉片上之後敷在硬皮 / 厚繭 / 雞眼處，並包上 PE 膜 10 ～ 15 分鐘，褪去後再以專用工具將溶解的厚皮、硬繭、雞眼刮除，在不傷害真皮層的前提下，解決糖尿病患者舉步維艱的足部肌膚問題。

第十堂 如何正確的修剪指甲

　　許多人剪指甲時很自然地把指甲前端白色的部分完全剪掉，認為唯有剪到接近邊緣，指甲才不會藏汙納垢。其實這樣的指甲長度是太短了！將指甲剪太短的風險不僅是修剪當時較容易受傷，但最重要的是短指甲等於損失了保護指端的功能，而且短指甲相較起來容易發生嵌甲，也就是指甲長到肉裡，反而增加不必要的痛苦。那麼指甲修剪的適當長度到底有沒有標準？有的，剪指甲的正確方式應該是先剪中間然後再修磨兩側，以此掌控修剪的長度。修剪指甲的適宜長度最好是前端與指腹平行，甲面修剪呈方偏圓形，但兩側的圓角切忌修得太

■ 哪一個修剪指甲的方式是正確的？

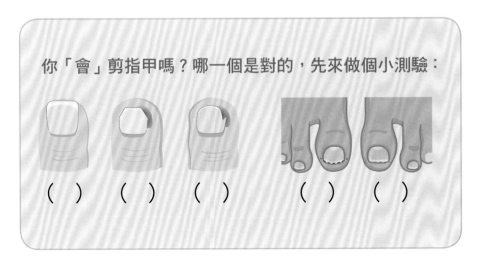

你「會」剪指甲嗎？哪一個是對的，先來做個小測驗：

（　）　（　）　（　）　　（　）　（　）

深，否則指甲往外推生的方向性被破壞，缺乏牽引的指甲反而容易出現肉包甲的嵌甲問題。

■ 手指甲：修手剪甲並無特定形狀，以橢圓、圓、方偏圓或方形等皆可，切勿修剪太短以免發生肉包甲情形，留太長則易發生斷甲、捲甲，以及翻甲意外。

■ 腳趾甲：修剪甲片以方偏圓形最佳，甲片兩側勿切得過深或剪太短，以免發生肉包甲情形；留太長穿鞋容易頂到不舒服，甚至發生捲甲與踢翻趾甲的意外。腳趾肉兩側較為肥厚者切勿將趾甲剪太短，並謹防肉包甲，請經常做扳趾肉運動以為預防，同時注意體重勿過重以免增加腳趾甲壓力；趾骨頭骨骼細長型者容易發生捲甲，所以腳趾甲不可剪太短也不可以留太長，鞋款選擇寬楦頭，現在也有長戴型的矯正器可防止先天型捲甲一再復發。

修剪指甲的方式

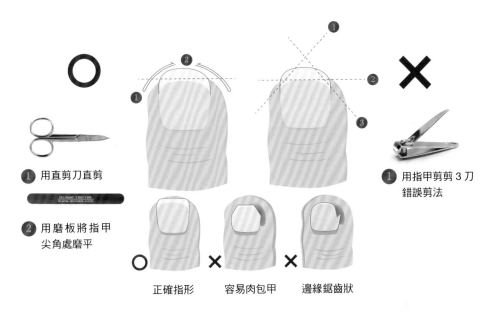

① 用直剪刀直剪

② 用磨板將指甲
尖角處磨平

○ 正確指形　　× 容易肉包甲　　× 邊緣鋸齒狀

① 用指甲剪剪 3 刀
錯誤剪法

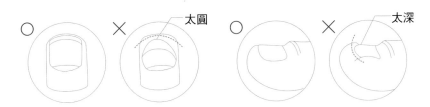

○　　× 太圓　　○　　× 太深

指甲修剪不當容易產生多種指甲問題
適當的修剪是保養指甲的基本功。

第十一堂 如何挑選剪指甲工具？

手指甲該用什麼剪？以前多用剪刀，後來流行用指甲刀，但剪指甲還是用直式剪刀最好！此外，即使是一家人，最好一人備一套修剪指甲的工具，不要混用，以免細菌、黴菌交互傳染。指甲剪最好定期以酒精簡易消毒，或煮沸法以 100℃ 沸水煮 20 分鐘以上，消毒效果最佳。

■ 手指甲：

很多朋友剪指甲習慣用指甲刀，左一刀、右一刀、再中間一刀很快剪完，但很容易一時失手剪太多、剪太深，增加肉包甲的風險。建議使用專門剪指甲的小剪刀，依指腹弧度由兩側慢慢把多餘過長的指甲修剪掉。剛剪好的指甲有稜有角，可搭配搓板把稜角磨平，這樣才不會在穿衣時勾紗，減少指甲受傷機率。

■ 腳趾甲：

腳趾甲較厚加上彎腰的關係，剪起來頗為費力，建議使用力臂較長、有彈簧的指甲鉗，操作穩定、安全、省力。剪時可以另一隻手的手指按住甲片，可防止指甲屑亂彈亂飛。

建議大家洗完澡後、腳趾甲變軟會比較好剪；若平時修剪手指甲，可先泡溫熱水等指甲變軟再剪。

■修剪手指甲及腳趾甲的五金工具

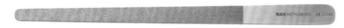

不鏽鋼金鋼砂磨刀,通常為雙面使用,可溫和打磨指甲
及修磨兩側多餘的硬皮。

茶挫參考商品 :可雙面修型,修出喜愛的指甲長度與弧度。

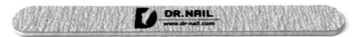

厚磨板參考商品:用於指甲修型,可打磨較厚及去除凝
膠或水晶指甲。

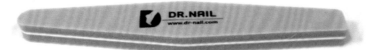

海綿拋參考商品:用來打磨甲面去除油脂,使指面平順。

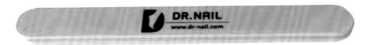

雙面拋光板參考商品:一面呈細砂磨甲,用來去除甲面細紋,恢復
健康光澤。一面較為平滑附著蠟膏,可增亮拋光,使指面光滑。

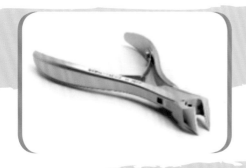

正常厚度指甲：符合安全和人體工學的指甲用品，帶有尖頭和弧形切割邊緣，可以毫不費力地修剪指甲。

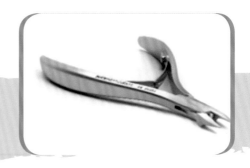

兩側緣指甲剪：超細角鉗，超長切邊，適合在指肉低窪角落處操作，精緻的外形，即使是小手也能完美操控，但不適合修剪厚而硬的指甲。

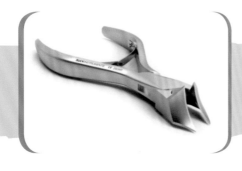

厚型指甲剪：具有兩個點和一個彎曲的切削刃，可以毫不費力地修剪非常厚的硬厚甲。手柄採用獨特的梯形設計，符合人體工程學設計。

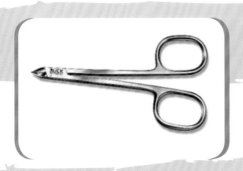

剪刀型甘皮剪：具有直的彎曲
內邊緣，用於去除小型角質層
並去除雞眼。

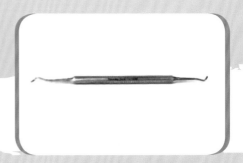

不鏽鋼甲溝棒：用於由內
而外清除甲溝內部髒汙。

德製剪刀：硬度高、
耐用鋒利，用於指
甲長度的修剪。

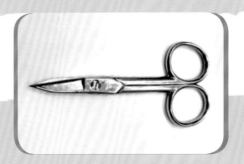

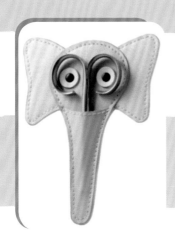

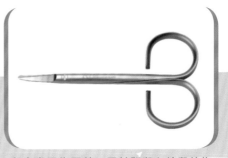

兒童專用指甲剪：用於嬰兒和幼兒的指
甲護理，這種專用剪刀的圓形尖端能確
保修剪時不會有受傷的風險。

產品圖示：RUCK@ 專業指甲修剪五金工具

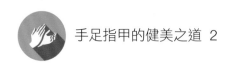

第十二堂 指甲的保養品

修剪指甲是養護指甲的基本功，眞正的保養起點是擦指緣油，一邊擦一邊按摩，藉此保養手指周邊肌膚，減少皮屑與硬皮生成，接著再擦護手霜、腳霜給予滋潤，這樣才算眞正完成指甲的養護。

有些人因爲生病導致指甲掏空，更要規律的保養，建議多一道擦養甲液或養甲油筆的步驟，幫助指甲加速生長，把掏空的部分快快往前推，讓指甲速速恢復健康面貌。

■ 做美甲如何兼顧指甲保養？

愛美的 OL 喜歡做又長又閃亮花俏的華麗造型美甲，同事往往會好奇～這樣誇張的指甲怎麼打電腦、戴隱形眼鏡、撿東西、拿零錢…？其實大家多慮了，習慣美甲的 OL 大多能善用指腹打字、戴隱形眼鏡等等，不必爲她們擔心。

值得一提的是，指甲更換造型不要太過頻繁，避免頻頻接觸卸甲水造成指甲傷害，最好 3 ～ 4 周換一次，同時卸甲前在指緣擦凡士林，以減少卸甲水接觸皮膚。使用去光水等卸甲棉片可裁切成指甲片大小，如此較不容易在卸指甲過程接觸到周圍的皮膚。

■ 指甲的保養與修護

基礎的指甲保養與修護,主要是處理厚繭與硬皮,不妨在家自己做。首先請準備自己專用的直式小剪刀、指甲鉗、搓板等工具,保養品包括指緣油、護手霜、腳霜;腳部肌膚太乾可多加外層覆蓋塗抹凡士林;有指甲掏空狀況者請增加養甲液;有灰指甲者可使用醫師處方藥之外,專業手足保健產品如指甲抗菌修護液,也有效遏止黴菌活力。然後再擦養甲液,最後擦指緣油,因保養品分子大小不同,所以順序不能錯以免無法吸收。

■ 保養頻率

手指甲與手部保養 7-10 天做一次,頻率大約 2 周一次。

腳趾甲與足部保養 10-14 天做一次,頻率約 2-3 周一次。

如果已經在做捲甲矯正與灰指甲護理者,請每 2 周保養一次外,仍要遵循居家的手足保健建議。

■ 注意事項

手足保養前請徹底清潔,手指甲髒污通常洗頭髮時就能順道清潔,也可以用剪短刷毛的牙刷清指甲縫;足部保養應先清洗足部,再處理皮屑、老廢角質等。

■ 哪些保養最好請專業人員服務?

如果有捲甲、嵌甲(甲溝炎)、灰指甲、雞眼以及糖尿病足等問題指

指甲時，建議最好由專業機構為您服務。此類專業人員應受過 2,000 小時的合格訓練且領有證照，對於衛生、消毒與隱私保護均達到一定標準。

■ 保養修護有哪些項目？

目前市場上相關專業機構所提供之保養修護服務項目，包括：手足護理保健與問題甲專業照顧。進行方式大多先諮詢，了解消費者手足指甲狀況，接著擬定護理計畫並進行報價，最後消費者依個人意願選擇保養修護項目。

■ 局部及全面照護

專業機構提供的問題指甲保養修護服務，會依個人需求提供：

● 計劃性照護：根據指甲的成長周期建議至少 10 次的護理，除了建立正確養護指甲的觀念，回家後才能較輕鬆的照顧指甲，遠離反覆困擾的問題甲。

● 局部保養：解決問題甲的急性及單一問題，例如急性甲溝炎患者，或灰指甲等需求不同的照護。

■ 消費者如何配合？

敲定所需服務項目後，消費者根據自己的時間進行預約，一般而言保養修護整套流程第一次至少需要 2 小時，所以預留 2 小時以上的時間會比較充裕。做完保養請當場預約下次的日期與時段。

當專業人員為指甲保進行養修護時，您只需放輕鬆、好好休息，將指甲放心交給專業人員處理即可。最重要在回到家後，依照服務人員指導的衛教材料，在家自行照顧指甲，每天都要照表操課，這樣指甲問題才能照進度改善、恢復健康。如果一天打魚三天曬網，指甲的狀況會進步緩慢而且反反覆覆，護理的時間便會愈拖愈長。

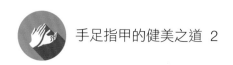

第十三堂 「指甲三寶」

　　一般人指甲發生問題，第一個想到的就是拔指甲！其實拔指甲是萬不得已的最後底線，在走到那一步之前，有很多方式可以改善問題指甲，使其恢復健康，就算是正在進行指甲治療的朋友，也要同時重視保養，如此才能儘快的恢復手足及指甲的光彩，而不是落入好好壞壞的窘況。

　　以常見的「灰指甲」為例，灰指甲好發於足部大腳趾與小腳趾，因黴菌侵入，指甲顏色灰黃增厚，內裡呈潮濕粉末狀並伴有臭味，不僅影響美觀，嚴重時連穿鞋都會產生壓痛。

　　皮癬菌感染一般只寄生在角質層內或角質衍生物，如毛髮或指甲。一般常見的黴菌感染包括皮癬菌感染，如香港腳、頭癬及股癬，皮屑芽胞菌感染，皮膚因外界環境接觸面積大，因而成為人體中最容易被黴菌寄生的器官。

　　大家都聽過「龜兔賽跑」的故事吧？借這個寓言故事來做比喻，兔子代表黴菌，烏龜代表指甲，黴菌不斷蔓延啃食指甲，指甲被啃得遍體麟傷，無力還擊，漸漸整片指甲都被黴菌佔領，兔子大獲全勝。烏龜要如何反敗為勝？

　　腳長年穿在鞋子裡，溫暖、潮濕又黑暗正是黴菌最愛的溫床，一旦罹患灰指甲，擦藥、吃藥是最常見的治療方式，若是個人衛生習慣不佳又容易出腳汗，灰指甲便會反覆發作，難以徹底清除頑固的黴菌，於是，請不要忽略最基本的保養，尤其有一些保養品的成份就是專為指甲而研發，利用它們就是最有效的護理方法。

■「指甲三寶」有助於黴菌與指甲的龜兔賽跑

● 第一寶是「指甲抗菌修護液」或醫師處方灰甲用藥，使用在指甲上形成暫時性防護罩，把尚未被侵犯到的指甲保護起來，藉以阻擋細菌、黴菌侵擾、佔領整片指甲。此類藥品／產品滲透度快，為避免後用的產品含油性，降低吸收力，所以平時保養時放在第一個使用。

● 第二寶是「養甲液／筆」，滴過阻擋細菌、黴菌的「指甲抗菌修護液」後，為指甲擦抹養甲液／筆，滋養指甲快快生長，最好快過黴菌啃食的速度，這樣才能一點點逼走黴菌，讓灰指甲漸漸退去，健康指甲日益成長。養甲液分子比指甲抗菌修護液分子稍大，所以滴入之後，多餘留在邊緣的養甲液也可加以塗擦在皮膚周圍做保養。

● 第三寶是「指緣油，擦抹在指甲周邊避免皮膚乾燥，因為乾燥肌膚與角質一經摩擦，產生的皮垢、皮屑、硬皮與厚繭，是黴菌最

愛的食物。要想趕走黴菌就必須切斷糧食補給線，有了指緣油的滋潤與軟化，指甲周邊皮膚的完整性大大提升，黴菌喜歡的皮屑硬繭減少，繁衍速度自然變慢。

指緣油分子比養甲液大所以最後使用，擦時記得充分按摩，有肉包甲、捲甲、灰指甲問題的朋友請做扳指肉運動 3-5 次，每次 30 秒。指緣油因延展性佳可以順便按摩腳指頭，同時也增加指緣皮膚周圍的柔軟，減少硬皮增生。

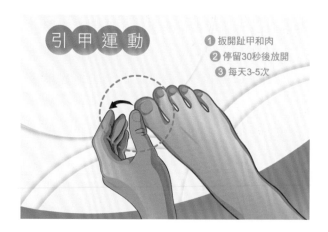

引甲運動
① 扳開趾甲和肉
② 停留30秒後放開
③ 每天3-5次

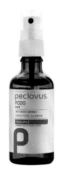

抗菌修護液參考產品：成分如紅沒藥醇、茶樹油和迷迭香精油，舒緩和支持皮膚抗菌的天然保護功能。早上和晚上在徹底清潔後，將噴霧噴入受影響的皮膚和指甲，僅供外部使用！

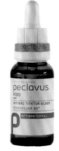

銀離子修護液參考產品：此類產品透過抗菌銀離子使皮膚菌群正常化。再添加防腐功能的薰衣草和茶樹油，舒緩用的丁香油和滋養有機的蘆薈，讓皮膚得到有效保護，適用於治療後預防炎症的發生。早上和晚上使用前需徹底清潔皮膚，再將受影響的皮膚和指甲區域滴入塗抹。

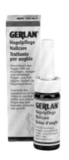

養甲液參考產品：此類商品含有高單位的小麥胚芽油（wheat germ oil）、維他命 E 與其他護甲成分，此外，亦含有萃取自洋甘菊精油的活性成分，專為脆弱的手指甲和腳趾甲設計，能促進指甲健康生長，適合糖尿病患者，也合適低敏感肌膚適用。使用方式上只需早晚將一兩滴養甲液滴於手指甲和腳趾甲指縫及指面，再施以按摩即可。

抗菌養甲筆參考產品：用於變色、損壞的指甲，富有抗菌作用。由於特殊的載體包裝，讓活性成分通過指甲板進入指甲基質。內含精油如藍檜、薰衣草和茶樹油的協調相互作用。使用方式上每天刷 2-3 次於指甲表面，讓它完全滲透。4 週後，每天 1 次就足夠了，最好是在晚上。

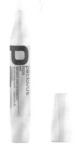

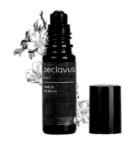

野玫瑰護甲油參考商品：豐富的有機野生玫瑰精油支持細胞更新，細膩的香氣讓身心放鬆。溫和的甜杏仁油、有機荷荷巴油和維生素 E 促進快速吸收和可見的護理效果。

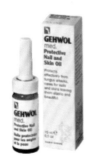

護甲指緣油參考商品：含小麥胚芽油 (wheat germ oil)、泛醇和甜沒藥等成分能保養指甲和皮膚，讓脆弱的指甲恢復彈力，指甲可呈現自然的亮澤狀態。每天一次或兩次塗抹於受損部位，適合糖尿病患者及低敏感肌膚適用。

第十四堂 怎麼吃 最能養指甲？

我們身體的骨骼、牙齒、皮膚、指甲、血球、荷爾蒙、器官、肌肉等等，都是以胺基酸結合成的蛋白質為主要原料建構而成的。所以日常飲食中一定要有充足的蛋白質，這樣指甲、頭髮與肌膚才會滑潤水亮。

當指甲、頭髮與肌膚變得乾燥、脆弱沒有光澤，表示飲食不均衡，尤其不少女生因減肥、節食，嚴格控制醣類、脂肪攝取，以致身體所需熱量供應不足。為維持體內各種機能的正常運作，不得不緊急分解身體中的蛋白質作為熱量來源，造成體內蛋白質不斷釋出，於是外顯的指甲、頭髮與肌膚首當其衝，讓外型美觀大受影響。所以即使要減重、節食也要注意飲食均衡，尤其是蛋白質要足量攝取，多吃富含蛋白質的魚、肉、蛋、奶與豆類製品，以免外型扣分。

不過，想要讓指甲健康不能只靠一種食物或一種營養，最好每天足量攝取多種營養，才能均衡補充指甲需要的各種元素。

■ 蛋白質

指甲是由角蛋白構成，因此飲食上多攝取蛋白質會讓指甲更健康。一般來說，肉類、魚、蛋就含有豐富的蛋白質，但對素食者而言，他們無法從這些食物攝取，則可以多食用豆類、藜麥、豆腐等食物，這些食物含有的蛋白質足以代替肉類的營養。

■ 綠茶萃取物

綠茶中的茶多酚可以阻擋 UVB 光線引起的皮膚疾病與 DNA 的傷害。

■ 橄欖萃取物

橄欖具有抗氧化與抗發炎的功效，這讓肌膚、頭髮以及指甲保持健康。

■ 維他命 A 與 D

維他命 A 是非常重要的抗氧化劑，可以防止自由基被氧化造成肌膚的損害，攝取維他命 A 可以從地瓜、胡蘿蔔、鮪魚下手。維他命 D 對於毛囊生長飾演重要的角色，是促進頭髮生長的重要維生素。蛋製品、乳製品和蘑菇中都含有維生素 D 的成分。

■ 生物素

生物素是維生素 B 群之一，能夠促進細胞生長，並幫助身體代謝蛋白質，進而使指甲健壯，瑞士甜菜、雞蛋、小麥胚芽、全穀類與鮭魚等食物，都含有生物素。

■ 鋅

指甲健康光靠蛋白質是不夠的，若沒有攝取適量的鋅，指甲就會變薄、長得較慢，鋅有助於皮膚的健康，許多皮膚病的原因都是身體缺乏鋅所造成，鋅也是人體必須攝取的礦物質，嚴重缺乏鋅的人，

指甲上會有一點一點的白斑。鋅含量高的食物有牡蠣、南瓜籽、芝麻、羊肉、牛肉與燕麥等食物，而南瓜籽也是非常健康的零嘴之一，很適合減肥的人。

■ 鐵

身體沒有攝取足夠的鐵，指甲不僅會變薄還會彎曲、凹陷，模樣非常可怕！若你有這樣的指甲也代表你會很容易貧血。含有豐富鐵質的食物有紅肉、綠色蔬菜如菠菜、甘藍菜，以及貝類，貧血的女生要多吃，才能保持身體與指甲的健康。

■ 錳

菠菜、燕麥、糙米與豆類食品都富含錳，這是促進膠原蛋白形成的主要推手。

■ 銅

聽起來很陌生，簡單來說就是銅裡面有膠原蛋白與彈性蛋白，這兩個成分可以幫助皮膚細胞的再生，而海鮮、甘藍菜與蘑菇就是富含銅的食物。

■ 從指甲的長相補充營養

類型	症狀	建議食物
西醫	指甲白點 (缺鋅)	牡蠣、羊肉
	指甲易斷裂 (缺鈣)	凍豆腐、豆干、牛奶、山芹菜
	指甲凹陷 (缺鐵性貧血)	豬肝、蛤蜊、紅莧菜、紅鳳菜、玉米筍
	指甲脆	補充鈣質、胡蘿蔔
	增加指甲強韌	蛋、胡蘿蔔、葵花籽

類型	養生建議	改善症狀
中醫	食療	四神湯可補養脾胃，改善吸收。
	按摩	按摩指甲兩側穴道、指尖互敲 20 下。

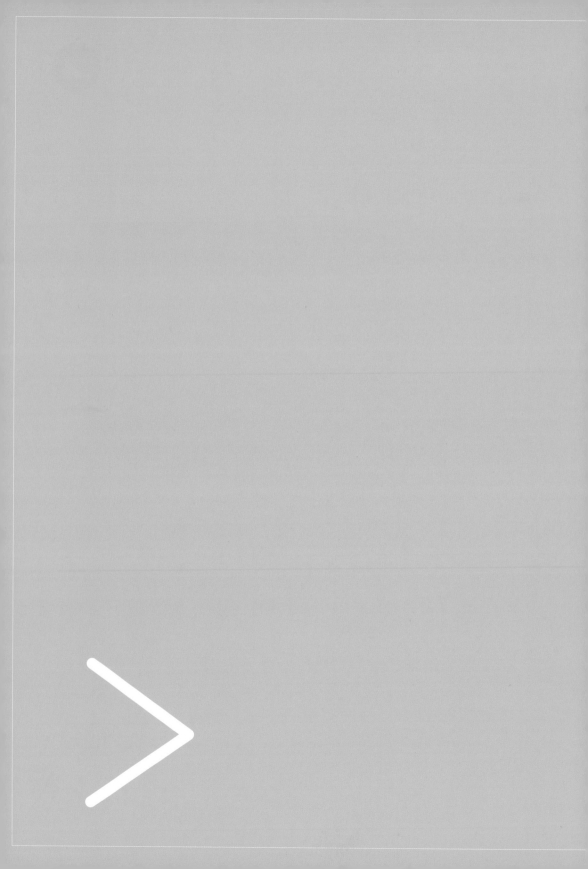

第三章
從指甲看健康

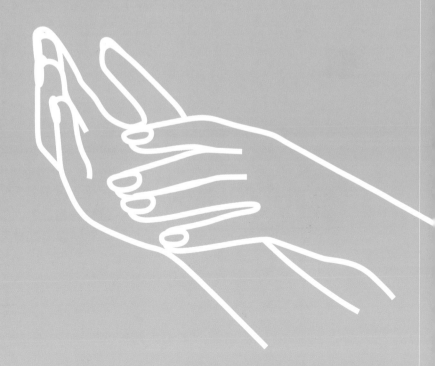

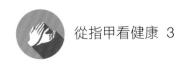

第十五堂 觀察指甲健康

　　指甲也會生病、受傷、感染！當身體臟器或皮膚生病時，指甲也會變得病懨懨，彷彿戴在指尖的健康警報器，隨時提醒您注意身體可能出現的問題。

　　本草綱目李時珍云：「爪爲筋之餘」，「爪」包括指甲和趾甲，是體內的筋延伸到體外的部分。肝主筋，又能藏血，故肝臟與筋和指甲的關係都十分密切。從指甲的堅脆、厚薄、顏色枯萎或潤澤等信號，可以讀出體內肝血的盛衰秘密。《素問·五臟生成論》又云：「肝之合筋也，其榮爪也。」後人根據實踐和經驗總結漸漸便有了這句中醫術語——「肝主筋，其華在爪，開竅於目。」(註) 想要從指甲探得健康訊息，必須先知道健康的指甲該有的模樣：

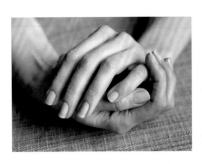

甲面：光滑無橫直波紋或凹陷、斑點，指甲根部半月痕明顯。
色澤：呈現光澤的粉紅色，指甲邊緣呈白色。
質地：雖然硬卻柔韌有彈性。

註：2009《中國本草要籍考》，合肥：安徽科學技術出版社。 林富士
註：《指甲－疾病的警報器》，ISBN：9789577063762，日本皮膚科醫師東禹彥著

■ 還有哪些疾病會對指甲產生影響？

● 皮膚疾病：乾癬、濕疹 (富貴手)、汗皰疹、黴菌感染等。有些屬於職業病，例如常碰水的美髮助理、洗碗工、清潔工、洗衣店員工等容易罹患濕疹，只要不碰水就能緩解症狀。

● 癤子：會在甲床形成疤痕組織影響指甲外觀，長出來的新指甲也受影響。

● 代謝症候群（肥胖）：容易造成腳趾捲甲。

● 糖尿病：灰指甲因真菌感染導致，由於糖尿病患者免疫力較差，在指甲有外傷情況下很容易出現真菌感染，加上高血糖環境有利於真菌繁殖，從而引起灰指甲。糖尿病患者傷口必須得到有效治療，避免皮膚出現糜爛，在往後嚴重到造成腿部潰瘍並導致截肢。

指甲出現的癥兆代表什麼健康警訊？

綠色甲面

中醫觀點：
1. 毒素或病重

西醫觀點：
1. 指甲發霉或感染綠膿桿菌

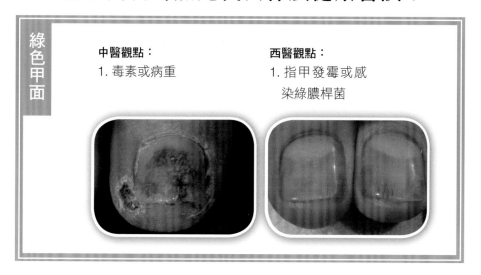

白色

外觀症狀：

1. 白濁色
2. 近心端呈白色、末端呈紅色。
3. Terry's Nail 泰瑞氏指甲：近心端 80% 變紅

中醫觀點：

1. 屬寒體質
2. 貧血或血液缺氧
3. 可能是脾胃欠佳、有寄生蟲或甲癬，白而萎軟的指甲則可見於肝腎虧者。
4. 缺乏蛋白質

西醫觀點：

1. 貧血，可能患有肝硬化。
2. 「林賽氏指甲」乃是腎病變反應，洗腎者常出現的指甲變化。
3. 「泰瑞氏指甲」Terry's Nail 主要是肝硬化引起指甲床血流減少，甲母質半月痕消失。
4. 低白蛋白血症、糙皮病、無痛性淋巴腫瘤。

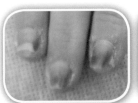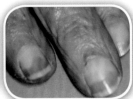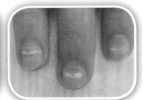

黃色甲面

外觀症狀：
1. 黃甲症
2. 甲床分離

中醫觀點：
1. 多見於老年人，若加上枯厚甲，可能有濕疹。
2. 屬肺部痰濕
3. 新陳代謝低下

西醫觀點：
1. 黃色指甲症候群
2. 年紀增長，有肝膽系統問題。
3. 皮膚病
4. 細菌感染

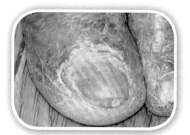 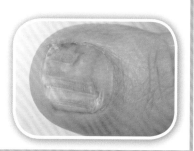

黑色甲面

外觀症狀：
1. 黑甲症

西醫觀點：
1. 血管缺血、黑色素瘤。

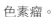

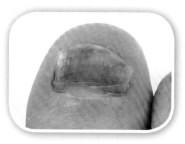 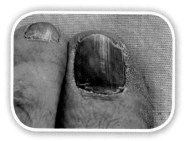

橫式直式線條

外觀症狀：
1. 默耳格氏線
2. 米斯氏線

中醫觀點：
1. 反映了肝腎虛或營養不良。
2. 頭部氣血阻滯，易疲倦、頭暈痛。

西醫觀點：
1. 反映曾生過大病
2. 指甲不夠滋潤、過於乾燥。
3. 甲床循環不良、水腫、肝硬化、營養不良。
4. 腎功能衰竭、重金屬中毒、霍金氏淋巴病、鬱血性心衰竭、痲瘋病、瘧疾、化療、一氧化碳中毒。

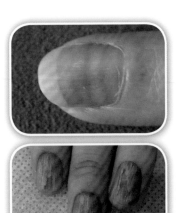

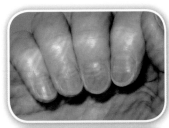

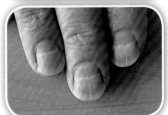

點狀凹陷

中醫觀點：
1. 缺鐵性貧血

西醫觀點：
1. 缺乏維生素
2. 乾癬症
3. 異位性皮膚炎
4. 扁平苔癬和圓禿

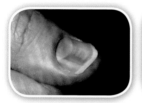 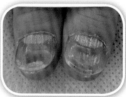 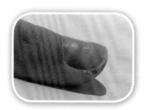

碎甲

中醫觀點：
1. 老人家與身體虛弱者大多血氣不足，營養到不了指甲之故。
2. 營養不良、不均衡；慢性消耗性疾病。

西醫觀點：
1. 甲狀腺功能低下。

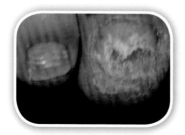 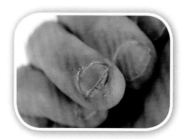

甲床分離

中醫觀點：

1. 免疫功能低下

西醫觀點：

1. 腸病毒手指及腳趾附近出現許多水泡及指甲脫落。
2. 可能嚴重貧血

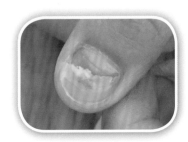

質地改變

中醫觀點：

1. 可能是肝腎虛、肝虛血燥。

西醫觀點：

1. 缺乏特定維生素，宜補充綜合維他命。

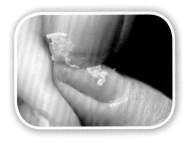

杵狀指

中醫觀點：

1. 氣血不足，體弱。

西醫觀點：

1. 心血管、肺部疾病有關，顯示指甲與末端手指缺氧。

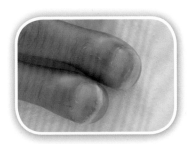

第十六堂 基本五步驟～
360 度檢視手腳指甲與足部！

　　既然指甲能有效傳遞那麼多身體內部隱密的健康訊息，大家平日應常觀察自己手腳指甲的外觀、形狀與顏色的變化，以掌握健康的第一手警示。可是也別忘記時時關注指甲本身的健康。當我們頻繁的利用手工作，手指甲任何變化便逃不過您的眼睛，但是藏在鞋襪裡的腳趾甲，該怎麼關注？參照基本五步驟，就可以從腳趾、趾甲到足部完成 360 度檢視：

■ **步驟 1**：檢查鞋子大小是否合適？檢視腳趾在鞋子裡是否屈曲並對指甲造成壓迫。

■ **步驟 2**：指甲面有無間歇或持續性疼痛。

■ **步驟 3**：檢查足趾間皮膚的溫度、顏色是否有異？會不會太乾燥？有沒有損傷、水皰、破裂、胼胝、雞眼、足癬，以及指甲是否異常等。

■ **步驟 4**：檢查足趾有無變形？足部動脈搏動有無狀況？

■ **步驟 5**：記得腳底也要檢視！可以使用足底鏡（或單面化妝鏡）詳加審視。

　　日常的指甲保養、修剪與檢視都可以靠自己，可是當指甲出狀況、有問題時，不建議土法煉鋼自己勉強應付，或者在坊間消毒不完全的店家處理，尤其是糖尿病患者，萬一不小心受傷感染，最糟的狀況就是發生蜂窩性組織炎，臨床上有不少在嚴重時須要截肢保命的案例，不可掉以輕心！

容易在不同年齡層發生的皮膚及指甲問題

族群	症狀	原因
小朋友（學齡前期、學走期、0-3歲）	甲溝炎（嵌甲）內生性指甲	寶寶的趾甲本身偏軟，剛開始要學走路時重心不穩搖搖晃晃容易跌倒，這時候趾甲如果沒有修剪好，便會造成嵌甲。
學齡前兒童期、青少年前、後期（6~22歲）	甲溝炎、嵌甲、內生性指甲	開始接觸運動，這時期體力充沛，特別喜歡激烈、刺激的運動如：網球、羽毛球、籃球、田徑…等，當運動時過於衝撞腳趾，指甲又沒有修剪正確，就容易造成嵌甲。長時間穿鞋悶熱，鞋襪未保持乾爽，就容易生香港腳。

族群	症狀	原因
青壯年	甲溝炎、捲甲、灰捲甲、灰指甲	工作型態的穿著需要，如空姐、櫃姐、護士、上班族、舞者等，任何需要穿到高跟鞋、皮鞋，或是長時間穿著靜脈曲張襪等，都有可能產生趾甲不適。 或因跑步時間過長或跑步時需用到腳趾頭力量掌控速度，運動時腳趾頭使力而負重也使趾肉產生反作用力，產生肉包指甲的情況，或是因衝撞而產生甲下出血狀況，當受外力損傷，未妥善處理或不予理會，還會遭黴菌入侵。 女性則因高跟鞋腳趾甲產生壓力，容易發生捲甲。此外女性常作美甲，若店家沒有一位客人一組工具或消毒不完全，容易造成交互感染。
老年	灰指甲、捲甲、灰捲甲	年長者腳趾甲較厚實本就不好修剪，又因視力較弱看不清楚，彎腰修剪腳趾甲更是不容易，如果沒有定期或正確修剪指甲則會影響腳趾甲生長與變形，甚至影響行走。年長者如合併有灰趾甲，會使趾甲變得厚脆脫屑，顏色變黃、白。指甲脆弱也很難修剪，如罹糖尿病，末梢神經循環差，一不小心剪到傷口不易癒合而感染，皆提高修剪趾甲的困難。

第十七章 常見問題甲形成原因

　　當指甲出現問題時一般都會先看皮膚科，然而因為指甲生長緩慢且角質很厚，所以患者吃藥、擦藥一段時間後，往往質疑到底有沒有效？前文提到指甲的生長速度：成人的指甲平均每天長 0.1 公釐，所以從根部推生到指尖大約需要半年時間。這也是醫生對灰指甲患者開藥時，會叮嚀患者最少要連吃 3 個月的原因。灰指甲一般都需要長期塗藥，建議先將甲片磨薄，有助於藥效滲透進去，而且請耐心配合醫生或依藥品使用說明做完療程，才能徹底趕走黴菌，還你健康指甲。至於捲甲、甲溝炎、指甲掏空與雞眼等問題，不論正在接受何種療程，患者首要是保持足部皮膚完整性，避免傷口惡化，這樣才不會引發感染讓問題益形複雜棘手。以下是常見問題甲形成的原因：

■ 甲溝炎 (嵌甲)

　　甲溝炎，亦稱「嵌甲」，民間習稱「凍甲」，是指甲兩側與後方的甲褶發炎。發炎的原因，主要是手指有小傷口讓細菌入侵引發感染所致，因此，在工作或運動時要小心注意，更不要咬指甲、咬甘皮與倒刺弄出傷口。不過，最重要的是指甲不要剪太短，導致指甲生長方向被破壞，遂往肉裡長，形成肉包甲的狀況！這情形若發生在腳趾甲就更折騰人，不但讓行走、運動時產生壓迫疼痛，修剪時有小傷口還可能發炎引起紅腫熱痛，嚴重的便會化膿，讓患者舉步維艱。

甲溝炎近年有日趨年輕化的趨勢,不再是老人與高跟鞋女子的專利。幼童開始學走之後,大腳趾就開始肩負剎車任務,若腳趾甲剪得太短,就可能發生肉包甲的甲溝炎。家長在陪伴幼童玩耍、散步時,要特別關注孩子走路姿勢是否自然,才能早發現早處理。

進入活力充沛的青少年時期,每天又跑又跳,又玩球又滑直排輪,大腳趾開始扮演追趕跑跳碰與向前衝時的剎車角色,一旦指甲剪太短最易發生肉包甲,一不小心就變成甲溝炎。青少年則大部分時間都在學校或在外活動,如果不是甲溝炎太過疼痛或惡化到腳無法著地行走,家長往往難以察覺孩子藏在鞋子裡的腳到底是甚麼狀況。女性因為穿高跟鞋,足部受力不均勻會產生數個壓力點,大腳趾與小腳趾首當其衝,尤其大腳趾極易產生變形且出現肉包甲。臨床上有不少嵌甲患者把嵌入肉裡的指甲剪掉,反而因為剪得過短讓肉包甲益形嚴重。若不慎剪出傷口因而發炎,還可能遭黴菌入侵發生灰指甲,情況會更加糟糕。建議女性朋友買皮鞋時,應挑選適合的楦頭解除腳部壓力點;剪腳趾甲要注意別剪太短。

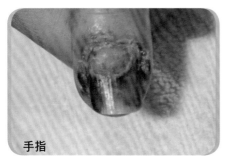

手指

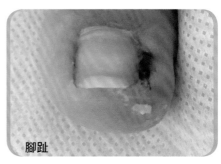

腳趾

【嵌甲】

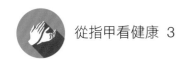

■灰指甲（手、足）

「灰指甲」，台語也稱為「臭甲」，是經由黴菌感染導致的指甲疾病，感染後不僅指甲結構與顏色會因之改變，甚至會引發指甲變形、增厚、脫落、分離等狀況，最糟的是黴菌就像壁癌一樣不容易根治，而且還很容易在多個指甲間交叉感染，讓情況更加糟糕。此外，罹患香港腳 (足癬) 的朋友也很容易因為黴菌感染引起灰指甲。

每到暑假，年輕女孩都希望穿上漂亮的涼鞋出去玩，若是有灰指甲，又怎麼可能讓腳見光。反之，當你去溫泉泡湯、到游泳池戲水、

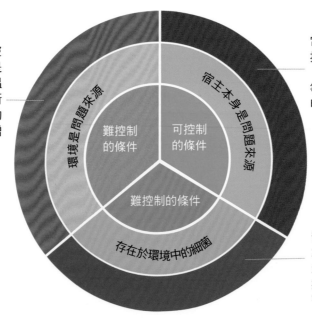

地板、水、空氣及皮膚接觸到的環境都是感染途徑，如三溫暖、浴室、拜訪場所的拖鞋，與人共同的美甲工具等，都將增加感染風險。

當自身免疫系統、抵抗力、皮膚完整性（脫皮、皮屑、龜裂等）不佳時，是灰指甲感染的條件之一。

黴菌 (如皮癬菌、念珠菌)、細菌及微生物等。患有糖尿病及香港腳常合併有灰指甲。

《感染路徑圖》

在健身房淋浴時，看到有灰指甲的來賓光著腳在濕淋淋的磁磚地上走來走去，應該不少人心裡會擔心自己中標吧！

雖然說灰指甲具傳染性，但也不如想像中那樣容易受感染，必須要符合《感染路徑圖》宿主、感染源、感染途徑三者俱足才會中標。由於後二者個人難以控制，所以只能從自己可控制的「宿主」來下功夫，盡力保持足部皮膚的完整性，不要有小傷口、脫皮、皮屑、龜裂等，同時提升自己的免疫力與抵抗力，絕不給黴菌、細菌與微生菌可趁之機！

感染途徑中有兩個場合要特別注意：

一、高溫潮濕的環境：舉凡地板、水、空氣，以及接觸的一切！如此無所遁逃於天地，會不會太離譜！？其實原因很簡單，高溫、潮濕、衛生較差的地面，再加上炎熱的夏季、溼答答的雨季，都會讓灰指甲患者大幅增加，而且廣泛分佈在各年齡層！

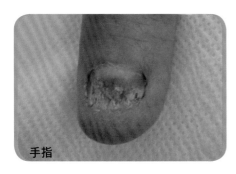
手指

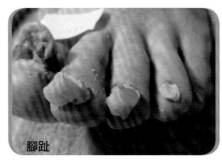
腳趾

【灰指甲】

二、美甲工具：這是時尚女性與上班族美女很重要的門面工程之一，通常美甲師會以砂條製的磨板為指甲修整拋光，這個步驟問題不大，但是若要用五金工具，如指甲剪、甘皮剪、銼刀等，為美女們去除指甲邊緣的死皮、老廢角質等，難免會對甲板造成微小損傷，這些微細的傷口就給予黴菌、真菌可趁之機，讓它們侵入進而感染引起灰指甲！

■ 捲甲

捲甲，顧名思義就是指甲自左右兩側或單側往內捲，大多發生在大腳趾，若置之不理就會愈捲愈厲害，指腹因此受到壓力，在走路時產生疼痛。

造成捲甲的原因有先天與後天兩種：

一、先天：有的人天生骨骼就比較細小，甲面自然較小，而腳趾的肉也生的較圓，所以指甲很容易順勢生成捲甲。

二、後天：

● 指甲修剪不當：指甲剪得太短、兩側剪得太深，都會造成指甲往內裡捲著長，若不處理就會益發捲得厲害，讓人舉步維艱。此外，女性若有做美甲，要小心店家工具是否徹底消毒，以免因為客人間交互感染，讓黴菌悄悄入侵。

● 鞋子選擇不當：尖頭高跟鞋、楦頭不合適或不合腳的皮鞋等，都

會讓大腳趾的指甲在不當壓力下兩側或單側往內捲。

- 工作型態：若您的工作需要大量使用腳部力量(例如舞者)，或是需要長期穿著高跟鞋(上班族、空服員)，持續的壓力讓腳趾甲過度擠壓，以致指甲兩側或單側往內捲。
- 身體原因：體重過重的朋友，因為雙腳承受的擠壓力太大，也會讓腳趾甲出現捲甲，痛起來讓人寸步難行。另外就是拇指外翻與痛風患者，往往出現單側捲甲，讓走路變成活受罪。

捲甲好發於青壯年到老年，以往治療捲甲一聽到要拔指甲，很多人會不寒而慄而打退堂鼓，拔指甲確實很容易破壞生長點，且重新長出的指甲未必盡如人意。可是捲甲千萬不要置之不理否則會益發嚴重。借鏡德國先進的足療制度，以物理性輔具矯正捲甲，可以讓指甲恢復原有的健康面貌。不過要防止復發，仍需要當事人配合，例如改變穿鞋款式、正確修剪指甲，若生活習慣不易轉換可多做「引甲運動」，

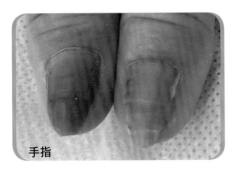
手指

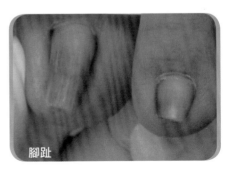
腳趾

【捲甲】

或稱為「扳指肉運動」(見第二章 090 頁)，讓腳趾甲在壓力正常的環境下，往正確的方向健康生長。

■ 灰捲甲

灰捲甲，顧名思義就是灰指甲與捲甲兩相結合，讓指甲變得又灰又捲！那到底是先灰後捲？還是先捲後灰？就好像蛋生雞、雞生蛋，難以釐清誰為因？誰為果？

捲甲容易變成灰指甲的原因，在於指甲變形內捲後形成空隙容易積水，成為適合黴菌生長的環境。灰指甲患者若體重過重、鞋子挑選不當、指甲修剪不當，或工作型態需要久站、走動、腳部經常受到高衝擊，就很容易讓灰指甲變形成為捲甲。

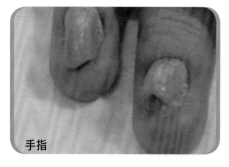
手指

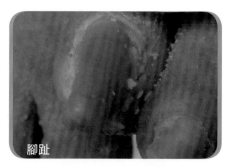
腳趾

【灰捲甲】

■ 指甲掏空

指甲掏空，就是指甲與甲床分開或剝離。原因可能是生病所造成的營養阻隔，因為生病時營養先供應內臟，造成指甲營養阻斷以致發生掏空狀況。例如小朋友罹患腸病毒在痊癒後3-6個月，指甲會有2-4個呈現掏空情形。同樣的還有婦女生完孩子6個月後發生落髮、掉牙情形，亦是因為頭髮、牙齒位於身體末端得不到營養，才在產後一段時間反應出來。

化學藥劑侵蝕：常接觸化學藥劑、清潔劑、消毒劑等侵蝕造成分離。
工作型態影響：主婦、魚販、清潔工、美髮工作者因為雙手長時間接觸水，很容易造成指甲掏空；木匠、機械工、鋼琴家、陶藝家、編織工作者等，因為工作上手指常要用力或做精細的動作，因此指甲也很容易出現掏空。

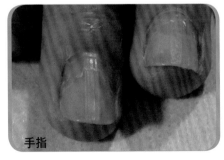
手指

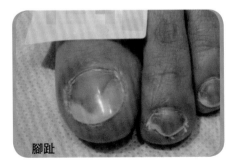
腳趾

【指甲掏空】

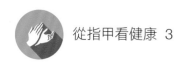

■ 雞眼

雞眼好發於青少年，想不到吧！其實運動員也是好發族群。雞眼是
因為穿的鞋子不 OK，造成腳部某些特定的小面積部位形成壓力點，
承受較多摩擦、較大壓力，腳部皮膚益形乾燥。若當事人穿鞋不穿
襪，腳部會因為摩擦力較大刺激皮膚啟動防禦機制，壓力點產生胼
胝體，呈椎狀深入皮膚，就是所謂的「雞眼」。此外，有拇指外翻
的朋友不僅容易發生捲甲，也很容易長雞眼！

雞眼的處理方式很直接，把已生成的胼胝體消除，壓力便立刻煙消
雲散。消除胼胝體的方式很多，可以剪除或以特製刀片刮除，市面
也有雞眼貼部、去繭液，不管用哪種方式都要注意不宜弄出傷口，
慎防感染。若您對處理雞眼沒有把握，不妨請「手足保健師」代勞。

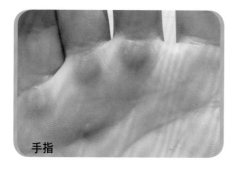
手指

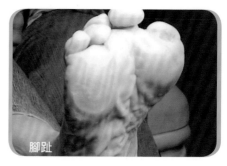
腳趾

【雞眼】

「雞眼」與「疣」常有人分不清，簡單的說「雞眼」是往裡長，所以表面是平的；「疣」是往外長，表面是波浪狀向外凸起，受到外力會破而產生傷口！

以上種種問題甲除卻先天與生病等原因，要想防範並不困難，只要讓足部減少摩擦、保持乾爽、正確修剪指甲、維持足部皮膚完整性，勤於以乳霜保養手足，基本上就能營造指甲及皮膚健康生長的環境。

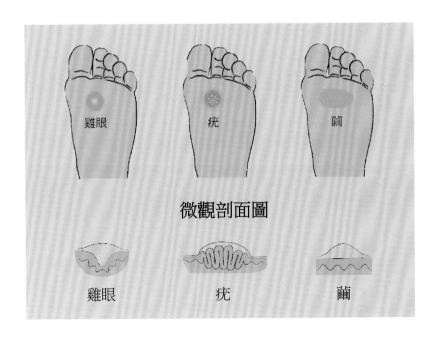

微觀剖面圖

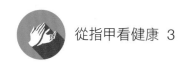

第十八堂 運動族容易產生指甲狀況

　　運動能強身健體，但是若不留心很可能會受傷，尤其大部分運動都以上肢、下肢為主，有時不小心就可能傷到指甲，不僅運動要暫停一段時間，期間也會對日常生活造成不便，務必留心在意。對許多職業運動選手而言，指甲受傷往往會對其運動生涯產生負面影響，不得不留神。

　　尤其是近年台灣運動風氣興盛，各單位爭相主辦城市馬拉松與各式各樣路跑活動，每每吸引成千上萬的男女老幼一起奔跑；無數上班

疼痛指數表

分數	等級	說明	實例	如何緩解
0~3	輕微	大部分人可以忍受之痛	蚊蟲叮咬、咬到舌頭、擦傷、打針等等。	擦藥即可緩解
4~6	中度	忍受程度因人而異的疼痛	牙痛、經痛、頭痛、運動傷害造成的疼痛等。	必須服用效果較強的止痛藥或針劑
7~10	重度	令人痛不欲生、難以忍受的疼痛。	生產、燒燙傷、胃絞痛、截去手指、癌痛等。	交由醫生處理

族下班後會到公園步道「夜跑」，揮灑健康汗水；假日風景優美的景觀單車步道，甚至起伏盤旋的山間道路，都有無數鐵馬男女在挑戰體力極限。在運動盛行的年代，很多人都被運動傷害所苦，其中手足指甲傷害看似不起眼，卻會帶來重度疼痛，甚至為工作、生活帶來意想不到的不便！

■ 運動選手

一、棒球投手

曾有以伸卡球聞名的旅美投手投球時，右手中指指甲斷裂，引起國人與球迷關注。這時大家才知道對投手而言，不但控球的手指頭重要，就連指甲也都將士用命，至為關鍵，一旦受傷就會讓投手每投一個球都要痛一下。

該投手的傷害狀況是右手中指指甲橫向斷裂，投球時若第一指關節位置平行或低於球體，還有指甲長度超過指腹，較容易發生指甲斷裂的運動傷害。如果經常反覆發生，還會出現指甲掏空的情形。

● 疼痛等級：重度

投手的指甲斷裂屬撕裂痛，類似指甲掀掉的疼痛程度。手指血管與神經非常豐富，至為敏感，一旦受傷其疼痛程度常被比喻為滿清十大酷刑，因此屬於重度疼痛等級。

●**常見傷害**

棒球的球體較小，投手是利用手指尤其是第一指關節，做出精巧微妙的控球動作，指甲常需要下壓產生緩衝，扮演重要的反作用力剎車角色，對棒球投出後的飛行方向頗有影響。若長久如此施力使用，可能會出現指甲掏空的情形。

●**多久會好**

指甲撕裂瞬間會感到指尖一陣辛辣，大約 3 天就會消失，傷口撕得深就會很痛，撕得淺就會很快癒合，若出現紅腫熱痛反應表示傷口發炎，需要 7-10 天讓傷口消炎、癒合。職業棒球投手辛苦之處在於休息 3-4 天，眼看受傷指甲不痛了又要上場投球，對傷處是極大的考驗。

●**護理建議**

為降低疼痛感並保護受傷指甲，建議施作人工指甲以為保護、屏障，有效減少刺激，否則容易發生硬皮增生。硬式指甲修護凝膠的硬度夠，選手施作後不僅可以保護受傷指甲還能使力喔！一般而言指甲長出來需要 3-6 個月；若是腳趾甲則需要 6-12 個月鞏固。同時也要注意甲床是否發生萎縮，以免發生嵌甲後遺症。

指甲本身的保養，建議抹指緣油按摩並做扳指肉 (引甲) 運動，以免發生嵌甲（見第二章 090 頁）。

指甲修護凝膠使用方式

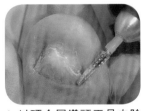

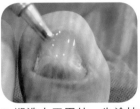

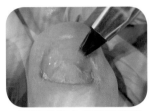

1. 以硬金屬鑽頭工具去除受損的指甲範圍。去除黴菌與鬆動的剩餘甲片再妥善處理甲床,以便進行甲片重建程序。

2. 塑造人工甲片,先塗抹具有高黏度的乳白色修護凝膠。

3. 再將粉紅色修護凝膠塗抹於甲床,接著以凝膠筆混色。

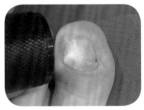

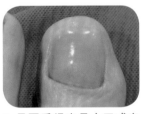

| 1 | 2 | 3 |

| 4 | 5 |

4. 使用 LED 燈光照射,使之固化。

5. 是否看得出是人工或自然甲片?精湛的指甲修補技術能令人難以察覺甲片的真偽。

● 如何避免再次受傷?

建議投手們定期修剪指甲,千萬別剪太短,以免硬皮增生、長出厚繭或發生嵌甲。此外,是否考慮改變投球時手指動作?不然就要適度使用護具為指甲減壓,例如矽膠指套。如果擔心指套太滑影響摩擦力、反作用力,現在也有廠商推出內層矽膠、外層為布質的可清洗指套。

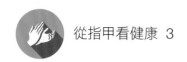

二、保齡球選手

保齡球體積比棒球大多了，重量從 8 磅到 16 磅都有，但選手僅以 3 根指頭控球，因此指甲很容易在操控不當或用力時掀開！

●疼痛等級：重度

手指有豐富的血管與神經，至為敏感，指甲掀掉的疼痛屬重度疼痛等級。

●常見傷害

保齡球的球體甚大，選手主要運用 3 根手指—拇指、中指、無名指，以指腹摳緊指洞，做出精巧微妙的控球動作。若指甲留得太長，容易發生指甲掀開的運動傷害。

指甲掀開有的只是掀開一點點，有的則掀到只有根部連著。當下趕緊以 OK 繃固定好掀開的指甲，保護傷處避免感染與二次傷害。

●多久會好

指甲掀開瞬間的辛辣，大約持續 3 天，若出現紅腫熱痛反應表示傷口發炎，需要 7-10 天讓傷口消炎、癒合。期間建議不要過度運動手指，讓指甲休養生息，快快長出健康的新指甲汰換掀開的部位。

● **護理建議**

一般而言指甲長出來需要 3-6 個月，期間要注意指甲掀開處若有破皮傷口要清潔、擦藥、保持乾爽，盡量讓指甲覆蓋傷處以為保護，等待新指甲生成。建議休養期間抹指緣油按摩並做扳指肉（牽引）運動（見第二章 090 頁），以免發生嵌甲。

● **如何避免再次受傷？**

建議選手們定期修剪指甲，正確修剪方式請參考本章第二節，切記別剪太短，以免硬皮增生或發生嵌甲；恢復練習時可適度使用矽膠指套等減壓墊護具，現在已有內層矽膠、外層為布質的可清洗指套，不會太滑影響指頭的摩擦力、反作用力，還有減壓效果。

三、高爾夫球選手 / 業餘揮桿愛好者

高爾夫球體積小，基本上選手的運動傷害會出現在轉體揮桿時大腳趾（通常為右腳）擔任剎車角色，長久下來指甲有可能變形為單側捲甲，或是插到肉裡形成嵌甲。

● **疼痛等級**：中度

● **常見傷害**

捲甲、嵌甲初期若無傷口，只是感覺大腳趾脹脹的，在施力擠壓時才會疼痛；若一直不處理就會漸漸轉為中度，大腳趾處開始感覺刺刺地；若嵌甲處有破皮傷口，要慎防發炎、感染，否則會紅

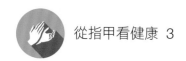

腫熱痛,疼痛立刻升級到重度,甚至轉變成甲溝炎,消炎需要 7-10
天症狀才會緩解。

● **多久會好**

捲甲大約 1-2 個月、最多 3 個月便可恢復原貌。嵌甲修復與指甲的
生長速度有關,需要比較久的時間,大約 3-6 個月。

● **護理建議**

不論捲甲、嵌甲,都要學習正確修剪指甲的方式,經常扳兩側指
肉按摩(引甲運動)並選穿楦頭寬的鞋款,再搭配專業指甲矯正
器(見第四章 141-144 頁)。

● **如何避免再次受傷?**

建議正確修剪指甲,不要剪太短以免硬皮增生或嵌甲復發;練習
時可適度使用矽膠減壓墊或指套等護具,為指甲減壓。

四、田徑選手

跑步者的大腳趾的指甲肩負剎車重任,因足部經常性衝擊,若指
甲剪得太短容易發生捲甲或嵌甲。

● **疼痛等級**:中度

● **常見傷害**

跑步者的大腳趾因跑步衝擊且肩負剎車重任，容易生出厚繭，若加之大腳趾指甲剪得太短，往往會因足部衝擊、擠壓而發生捲甲或嵌甲狀況。有些跑者還會出現骨頭變形 (例如拇指外翻) 造成瘀青 (甲下出血)。

● **多久會好**

暫停運動，讓腳放鬆，好好休息，大腳趾的壓力便可緩解。若已產生捲甲、嵌甲，務必配合指甲保健師進行修剪、調整、矯正，並聽從專業護理建議，大約 3-6 個月即可長出健康的指甲。

● **護理建議**

定期正確修剪指甲，多做扳指肉運動，運用適當輔具減少足部摩擦衝撞。現在有很多優質的指甲矯正輔具、捲甲矯正器、保護指甲的矽膠指套、減輕足部衝擊壓力的蹠骨墊、類似安全氣囊概念的拇指外翻機能襪、矯正機能帶等（見第六章 233 頁），透過專業人員協助找到適合的輔具，給予指甲保護與矯正。

像機能襪、機能帶（見第四章 180 頁）等護具多仰賴材質的彈性進行矯正，建議準備 6-7 副輪替使用，不僅為了定期清洗保持衛生，也有助於維護其彈性不致太快疲乏，影響矯正效能。

● **如何避免再次受傷？**

聽從護理建議，落實執行，而且要持續落實執行，並適度使用輔具，就可以充分享受運動的樂趣，減少對足部的負面衝擊。

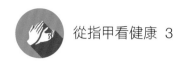

■ 很多職業也會傷到指甲

職業運動員、業餘運動愛好者往往因為練習過度、不正確的動作或瞬間衝擊傷害，導致指甲受傷的機率比從事一般上班族要高。其實還有一些非職業運動類別的朋友，也很容易指甲受傷喔！比方說手部有很多精細動作的工作者，以及腿部、足部需要力道與經常跳躍、扭動的工作者，想到了嗎？沒錯，就是舞者與樂手。

一、舞者 (芭蕾舞、標準舞)

很多女孩子都懷抱著芭蕾夢，優美的身型與曼妙的舞姿，永遠是聚光燈下最華麗的焦點！由於舞蹈動作的重點在下肢，每每需要踮起足尖做出跳躍或婀娜移動的舞姿，都會對腳尖造成壓力與傷害，指甲更是首當其衝易發生捲甲，若修剪太短還可能出現嵌甲。

深受各年齡層喜愛的國標舞，舞者渾身散發著力與美，舞者平日苦練各種舞步，女生舞鞋多為有跟的魚口鞋或硬鞋，男生舞鞋則是帥氣的尖頭有跟紳士鞋，長期跳下來對腳的傷害是無可避免。

● 疼痛等級：中度

每位舞者對疼痛的耐受度不同，大約在中度左右。

● 常見傷害

芭蕾舞者都會穿硬鞋練習以足尖踮高、站立、舞動，國標舞者穿高跟舞鞋，長期下來每每造成特定部位傷害，若持續練舞不做處

理或防護，傷害會變本加厲，日益嚴重。

芭蕾舞者穿硬鞋以足尖踮高、站立、舞動，長期下來最初是腳趾尖因為經常摩擦、承重、舞動，於趾尖、前腳掌等特定摩擦部位生出厚皮、硬繭，甚至於長雞眼。若持續練舞，不僅會罹患腳底筋膜炎，足部骨骼與趾關節長期接受重力衝擊與摩擦，還會出現拇指外翻、小指內翻等腳趾骨骼變形，連帶影響指甲產生捲甲，若指甲又剪得太短更會變成疼痛的嵌甲。

國標舞者則講究每個動作都要充滿力量與魅力，所以舞步特別重視節奏、線條與力度，大腳趾的剎車功能至為關鍵，前蹠骨也扮演緩衝墊角色，所以兩處都容易因皮膚啟動防禦機制而增生硬皮形成厚繭；長久不處理、矯正，就會演變成拇指外翻、小趾內翻，趾骨的變形導致捲甲，若指甲又剪得太短更會變成疼痛的嵌甲。此外，因為舞蹈講求每一步要有節奏而俐落，雙腳趾頭會因為經常施力與收力，變形為所謂的「騎士趾」（槌型趾），以致趾關節處經常摩擦長繭，進而生出雞眼。

● 多久會好
長繭、雞眼只要一脫掉舞鞋就不會疼痛，麻煩的是骨骼與指甲的變形。骨骼的變形除非動手術，否則任何專業矯正與防護僅能維持當下現狀，護其不再惡化。因為骨骼變形發生的捲甲、嵌甲，雖可透過正確修剪與專業矯正器協助，若骨骼變形依舊、舞蹈練

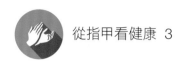

習依舊，也只能保其不再惡化，難以從根本解決。

● **護理建議**

練習後可以泡腳、按摩腳，舒緩腳部的壓力與疼痛。平時保護足部皮膚的完整性，盡量不要有傷口，以免發炎加劇疼痛。若碰到急性發炎可以把保特瓶裝滿水冰起來，讓腳踩在上面滾動，以舒緩紅熱腫痛的症狀，但以 3 分鐘為限。若有足底筋膜炎，可以運用輔具 ROLO 讓腳踩著滾來滾去做復健。

現在足部護具款式繁多，不論材質與設計都很聰明到位，像長繭、雞眼部位，在清除掉老廢硬皮厚繭之後，可以依主要摩擦部位選擇矽膠指套、機能帶、護墊等；拇指外翻、小趾內翻，可選擇機能襪、機能帶來矯正，防止繼續惡化；捲甲可以用專業矯正器加以矯正；嵌甲沒破皮的話，正確修剪再搭配矯正器使用即可，若破皮則要小心演變成甲溝炎，必須先請醫生消炎傷口，再由專業的指甲保健師處理嵌甲的修剪與矯正。

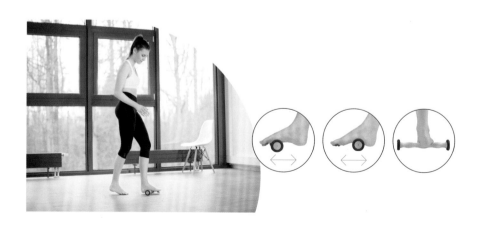

● **如何避免再次受傷？**

首先正確修剪指甲，其次保護足部皮膚完整性，第三善用各種機能輔具保護足部，最後在練習完畢，做足部伸展運動、泡腳、按摩，為足部舒緩壓力。

二、弦樂器樂手

羨慕人家吉他自彈自唱的瀟灑感性嗎？羨慕長髮美女彈琵琶、彈古箏的脫俗模樣嗎？羨慕提琴手從弓弦流洩出的悠揚旋律嗎？這些美好的樂章都是樂手苦練的成果，而他們的指甲也常在苦練中成為第一線傷兵。

● **疼痛等級：輕微**

● **常見傷害**

弦樂器的演奏技巧除了拉弦的弓、撥弦的 PICK，還有按弦、揉弦的手指都是功臣。但是為了弦音有豐富的情感變化，揉弦技巧分外重要，為此必須把指甲剪短，以指腹在按弦位置上快速進行一鬆一弛的揉壓動作，因此左手（通常以左手按弦）指尖都會長繭，而且指甲必須剪得很短在揉弦時才不會卡卡，往往容易發生肉包甲的嵌甲問題。

按弦的手指發生嵌甲是常有的事，在揉捻擠壓琴弦時，才會因指甲插到肉裡而感到疼痛；若有破皮傷口小心引起發炎，出現紅腫

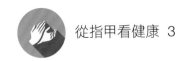

熱痛。若一直置之不理,可能會出現指甲掏空的問題。

● **多久會好**

嵌甲經過專業指甲保健師修剪、矯正處理,待新指甲長出來後,以正確方式修剪就不會疼痛了。

● **護理建議**

養護指甲最好的方式,就是學習正確修剪指甲的方式,切勿剪太短,讓肉包甲的危機再次出現。飲食上多多補充蛋白質,亦即多吃魚、肉、蛋、奶,以及維他命 B 群,讓指甲健康強壯,長得快又長得好。

● **如何避免再次受傷?**

練琴要勤快,但也要適時讓手指、指甲休息,才可以好好生長。近年台灣流行的攀岩運動,在攀岩過程中手足指甲首當其衝,要在粗糙堅硬的岩石表面用力抓緊,手指甲也會出現類似弦樂器樂手的職業傷害,防護保養方式可一併參考採用。

■外出遊玩也要小心別讓指甲受傷喔!

出去玩也有可能指甲受傷,我可是有親身經驗的!有一回與友人結伴前往泰國旅遊,一行人起哄說要去鬼屋試膽,大家一個貼一個地魚貫進入鬼屋,裡面氣氛確實詭異駭人,不消幾分鐘都已經跟前面

的人貼緊緊地走。這時不知哪個膽小鬼忽然驚叫，大夥兒驚嚇地跟著尖叫亂竄往外衝，人馬雜沓之際我的腳指甲竟被踢翻了，瞬時痛徹心扉，但我還是強忍疼痛往門口光亮處，天啊鮮血直流的狀況，嚇壞了自己。這時大家都驚呆了，該如何是好？遇到這場面，我趕快找礦泉水來清理傷口，然後把踢翻的指甲按回去，用 OK 繃固定好，然後繼續玩吧！

沒錯，當指甲踢翻時莫要驚莫要慌，趕快清洗傷口，然後把指甲蓋回去固定好，之後再去診所做必要的傷口處理，防止發炎感染即可。

還有哪些休閒娛樂容易讓指甲受傷害？小朋友玩沙坑，砂礫容易卡進指縫裡，藏汙納垢有風險；喜愛園藝的朋友，因為手指常接觸水、泥土與化學藥劑，也很容易傷害指甲，如果事後沒有徹底把手洗乾淨並充分擦乾，黴菌、細菌就會趁虛而入，跑進甲溝、指縫伺機作怪；喜歡烹飪、烘焙的朋友，常常清洗食材、工具、餐具、清潔流理台等等，水與清潔劑都會對指甲造成傷害，如果事後又沒有徹底把手擦乾、擦手部保養品，很容易引來黴菌、細菌藏匿，手也容易乾燥變粗！

第四章
十種應當及早處理的手足、指甲問題

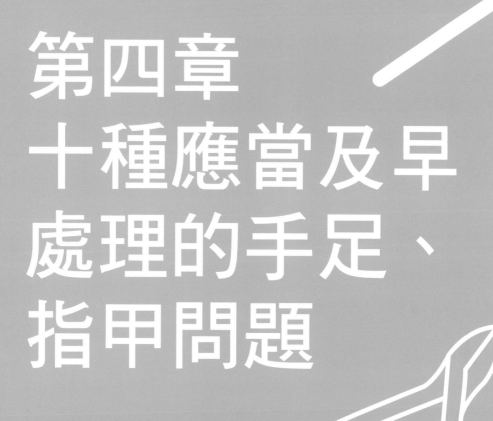

第十九堂 捲甲的成因、問題及照顧方法

到底什麼是捲甲、嵌甲（凍甲）與甲溝炎？

捲甲（pincer nail）是指甲捲曲變形；嵌甲（俗稱凍甲，ingrown nail）則是指甲插在兩側的指肉裡；甲溝炎（paronychia）則是兩側指甲肉疼痛、紅腫、發炎，甚至肉芽組織增生。這三種指甲問題通常會伴隨而生，若疑似有任何一種現象，一定要儘早尋求照護及治療。

■ 捲甲的成因

現在患有捲甲困擾的人口相當的多，不論是因為先天或是後天的問題，捲甲引起的疼痛總是讓人困擾！到底哪些原因會造成甲片的寬度和甲床不成比例呢？

● 外傷：這種情況最常見的原因之一，例如：指頭與鈍物碰撞，便會促使指甲改變生長的過程，使其在不利的方向上生長。大腳趾尤其有可能成為內在增長的原因之一，因為它是腳掌上最容易受傷的部位，因此吸收了幾乎所有的衝擊。

指頭外傷造成的捲甲不一定是一次性事件。參與大量體育活動的人會對腳趾末端施加很大的壓力，也可能會遇到這種情況。例如，踢足球或芭蕾舞演員長期利用腳趾平衡整個體重，便引起反覆的創傷。

● 小腳趾：在某些情況下，小腳趾的尺寸不足以容納指甲片的大小，

導致指甲生長曲線異常，於是向內生長。

● 飲食：研究表明，缺乏鐵和鋅的飲食往往導致指甲向上彎曲，這使得它們更容易受傷。B12 缺乏也被認為對腳趾甲的曲率發生作用。

● 遺傳：因基因性遺傳、趾骨突出或是先天甲片過寬、過窄都容易造成捲甲。此外，還有趾骨發育異常，先天性指甲發育不正也是捲甲好發者。

● 指甲修剪方式錯誤：最容易發生捲甲的後天原因大都是長期不當的修剪指甲。習慣將指甲剪成圓弧狀或修剪太短，使得甲床變短，側面甲床也變得內縮被指肉包圍，乍看起來很漂亮，但由於側面部分縮短了傾向於向內挖入，新生的甲片沒有甲床的支撐因而嵌入皮膚；或是自行修剪不當，造成尖銳物反覆刺激甲床。

● 隨著年齡老化：年齡老化亦是捲甲的原因之一。為什麼呢？ 隨著年齡的增長，身體內的水分含量平均的減少，指甲也一樣無法逃脫缺水的命運而導致彎曲。

● 鞋類：穿著過窄的鞋尖，造成指頭、指甲的擠壓；過於寬大、過大尺碼的鞋子，腳會為了抓地，指頭不自覺地用力，擠壓到指甲、甲肉，這些都會讓指頭變形。挑一雙適合的鞋子是非常重要，也可以避免捲甲發生。

在為孩子購買鞋子時，更必須小心，跟上他們的成長期。不要依賴於預定的尺寸或直觀的猜測，讓他們親自試穿購買之前的每一雙新產品。而且不要只關注長度，一定要讓腳趾有足夠的空間，太窄的鞋子同樣有可能讓腳趾甲向下彎曲的發展。

- 運動和登山：跑步、踢足球、爬山，在移動中，會在腳上和指頭、指甲施加壓力。為了防止這種情況發生，不僅鞋子尺寸必須合適，還需要選擇功能性強的鞋子，舒服的包覆著腳。另外，使用功能性的鞋墊也可減少腳產生額外移動，防止捲甲的產生。

- 突然的體重增加：有發現嗎？體重增加鞋子好像也變小了，所以這也是原因之一！

- 灰指甲：指甲蛋白（角蛋白）被黴菌癬菌感染的疾病，使指甲變得厚且脆。它往往會讓指甲變形。

- 化學藥品、營養不良：由於化學物質的影響或是營養缺乏，指甲可能會變形。

註：參考文獻：

1. Bryant A, Knox A. Ingrown toenails: the role of the GP. Aust Fam Physician. 2015;44(3):102-105.

2. Eekhof JA, Van Wijk B, Knuistingh Neven A, van der Wouden JC. Interventions for ingrowing toenails. Cochrane Database Syst Rev. 2012(4):CD001541.

3. Becerro de Bengoa Vallejo R, Losa Iglesias ME, Viejo Tirado F, Serrano Pardo R. Cauterization of the germinal nail matrix using phenol applications of differing durations: a histologic study. J Am Acad Dermatol. 2012;67(4):706-711.

4. Kim SH, Ko HC, Oh CK, Kwon KS, Kim MB. Trichloroacetic acid matricectomy in the treatment of ingrowing toenails. Dermatol Surg. 2009;35(6):973-979.

5. Guler O, Tuna H, Mahirogullari M, Erdil M, Mutlu S, Isyar M. Nail Braces as an Alternative Treatment for Ingrown Toenails: Results From a Comparison With the Winograd Technique. J Foot Ankle Surg. 2015;54(4):620-624.

6. Erdogan FG. A quantitative method for measuring forces applied by nail braces. J Am Podiatr Med Assoc. 2011;101(3):247-251.

● 關節疾病相關：譬如乾癬、退化性關節炎。
● 其他後天性的捲甲原因還包括藥物（如心血管常用藥物乙型阻斷劑 beta blockers）、血流灌注改變（如動靜脈分流 AV shunt）、腫瘤壓迫指甲或川崎病。

■ 捲甲嚴重程度

最常發生於大腳趾。按指甲捲入的狀況分為：
● 輕度／外側遠端指甲捲曲但無明顯症狀，尚未在邊緣處造成疼痛。
● 中度／外側遠端指甲捲曲並有疼痛點產生，未有甲溝炎或肉芽組織形成。
● 重度／外側遠端指甲嚴重捲曲合併甲溝炎，併有肉芽組織增生，明顯末端變窄。

■ 捲甲解決辦法

捲甲的嚴重程度又該如何量化？除了臨床症狀，捲曲程度還可以參考兩個指標：寬度指數（width index）及高度指數（height index）。前者指的是指甲遠端橫徑除以近端橫徑，後者指的是指甲遠端捲起的弧型其高度除以寬度。

捲甲的治療在早期醫療領域相當困難，現在的照護方法：輕度的可以嘗試保守治療，譬如頻繁地塗抹高濃度尿素藥膏（e.g. 40% Urea）來軟化指甲。中度的可以用金屬合金或塑膠材質的玻璃纖維貼片將它撐開。嚴重型的則需要配合修剪及長期戴著智慧型矯正器。

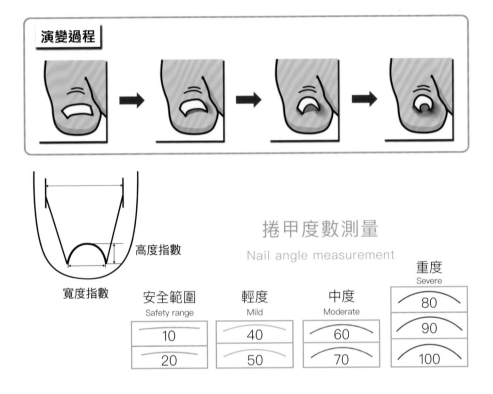

■ 輕度捲甲的居家護理

　　輕度捲甲通常是發現得早，也比較容易處理。首先要學會正確的剪指甲方法，只要把指甲剪對了即可減除痛感，也不影響走路。此外可以搭配軟化指甲的保健品，譬如指緣油，或含丁香 / 蜂膠抗菌軟膏等。還有一種土方法就是用膠帶，一端固定住外側甲摺，另一端往外拉到對側的指端皮膚做固定，依此方法兩邊各貼一條膠帶，交叉像 X 型一樣，簡單但是管用，或者塞抗菌的羊毛棉卷於指甲下方邊緣（見第四章 152 頁甲溝炎治療）。

■中度捲甲的處理方式

中度捲甲的病人可以先嘗試合金線固定法，即是使用有一點硬度的固體黏在指甲上方提供向外（兩側）的支撐力。除此之外，也有人用裝上玻璃纖維貼片，同樣是利用槓桿原理。

■重度捲甲的處理方式

重度捲甲的處理方式，可透過專業的捲甲修剪方式及搭配長戴型智能型矯正器，採行減壓、拉提的概念。

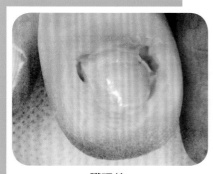

護理前

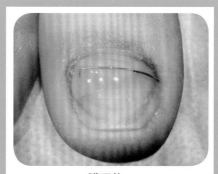

護理後

| 輕度捲甲 | 個案 25 歲，帥氣空少，長時間久站，指甲都是自己剪，越剪越短後就工具挖，來時指甲外側已有傷口，經過一連串的搶救再加上使用康必沛得 (COMBIped) 指甲矯正器，護理 3 週後，傷口恢復指甲也平整，慢慢再配合指緣油保養後就可以恢復健康了。 |

（足科照護師 - 李安騏提供）

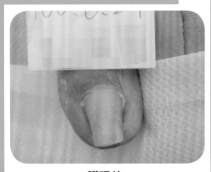

護理前

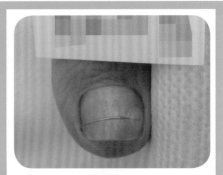

護理後

| 中度捲甲 | 個案 65 歲，女兒陪伴爸爸來護理，爸爸從來沒有給別人修過指甲也不好意思，但捲甲實在越來越嚴重了，只好在女兒建議下，來到足研所，做比較專業的嵌甲照護，再經由使用康必沛得 (COMBIped) 指甲矯正器後，指甲就恢復健康囉！！ |

(指甲重建師 - 葉昱汝提供)

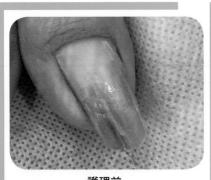

護理前

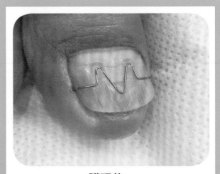

護理後

| 重度捲甲 | 個案 43 歲，資訊業者，捲甲資歷 3 年，曾經有到醫院裝置過記憶合金治療，由於記憶合金需要將指甲留得非常長，真的很長那種，所以個案拆除合金後，也習慣將指甲留超過指腹，但時間一久，不僅容易穿破襪子，且更容易產生回捲問題，使用然適邦 (NASPAN) 指甲矯正器 5 週後恢復健康。 |

(指甲重建師 - 葉昱汝提供)

COMBIped 康必沛得矯正器

智能型金屬絲線與高穩定度矯正器

結合了矯正用金屬線材的韌性以及膠狀物，雙優點的矯正器，一方面，矯正器上的彈性掛勾扣在指甲下方，另一方面透過矯正器上的整型襯墊與黏著劑的作用，可更加完善的達到矯正效果。COMBIped 矯正器有長久性的彈性效果，透過軟性、中性、硬性三種不同的矯正器可依需要給予指甲不同的張力，維持很強的張力，還適用於非常小的指甲。

案例一

護理前
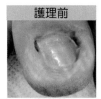
104.03.05

護理中
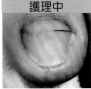
104.03.27

護理後
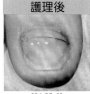
104.05.13

案例二

護理前
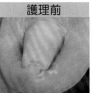
104.11.25

護理中
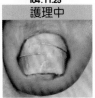
104.12.05

護理後

105.02.03

操作步驟

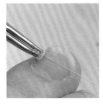

1. 依照顧客指甲的需求，調整金屬絲線的長度以及弧度。

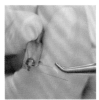

2. 一側形成掛鉤狀，為稍後置入指甲底下固定之用。

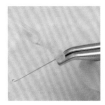

3. 確認好張力之後，在彈性襯墊上一層黏著劑。

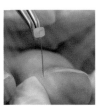

4. 將掛勾置入指甲一側。

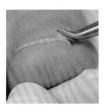

5. 利用固定鉗將彈性襯墊固定在適當的位置，停留大約一分鐘待黏著劑完全乾。

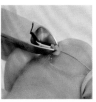

6. 剪去多餘的部分，再用磨板將彈性襯墊磨平。

Podofix 普得適矯正器

高活性附膠彈性矯正器

此矯正器適用於多種指甲問題，例如變型指甲、內生性指甲、捲甲等。除此之外，對於指甲縫難處理的硬皮、雞眼、也可以透過此矯正器幫助清除。除了足部醫學用途，在手足保健 / 指甲重建業也被廣受為使用。

Podofix 附膠彈性矯正器適用於各式甲型，附著的過程所需時間縮短，矯正者也少有張力產生的不適問題。矯正器安裝完成之後，金屬絲線會開始作用，透過張力的改變將問題指甲導正至原位，是客製化、安全性高的矯正器。

案例一	案例二
護理前	護理前

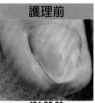 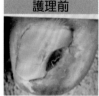

104.02.23	104.09.10
護理中	護理中

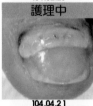 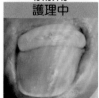

104.04.21	104.11.11
護理後	護理後

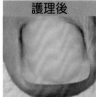 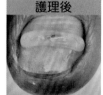

104.05.30	104.12.28

操作步驟

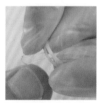 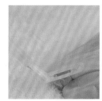

1. 選擇適合指甲大小的 Podofix附膠彈性矯正器。　2. 在襯墊上附著一層薄膠。

 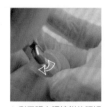

3. 將附有黏著劑的一面朝指甲側，輕輕按壓停留約一分鐘將矯正器固定。　4. 利用張力調控鉗依照矯正者的需求調整張力。

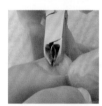 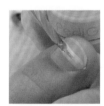

5. 將多餘的金屬絲線剪除。　6. 完成。

B/S SPANGE 必適矯正器

B/S SPANGE 必適矯正器

有別於傳統修剪,挖除問題指甲的處理方式,使用此矯正器不傷害,也不用切除問題指甲及甲邊皮膚。 裝置矯正片後立即舒緩問題甲所帶來的不適感,裝置矯正片過程迅速、簡單、衛生,不影響指甲生長、穿鞋或行走。半透明狀矯正片,裝置後不影響美觀,亦可塗上指甲油,問題指甲矯正後也不易再復發。

操作使用步驟

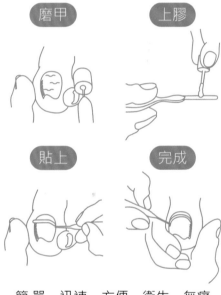

磨甲　　上膠

貼上　　完成

簡單、迅速、方便、衛生、無痛

	案例一	案例二
護理前	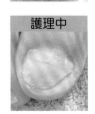	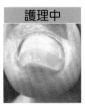
護理中	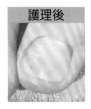	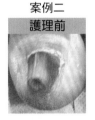
護理後	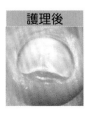	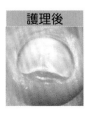

初估矯正時間　time schedule

輕度　約2~3天

中度　約5~7天

重度　約10~14天

NASPAN 然適幫矯正器

NASPAN 然適幫矯正器

此矯正器以簡單 7 步驟解決嵌甲或捲甲問題，這套指甲矯正器是由專業的足科醫生，足病醫生和醫療專業人員共同開發。矯正時，金屬鉤子不必用一把鉗子做彎曲，本身就設計成勾扣形狀的矯正器像一個正弦曲線，創造了一個特殊的拉力和槓桿效應。使用前先測量甲面，選擇正確的矯正器尺寸，矯正器的勾子可以伸展 1 到 3 毫米，設置後會自動縮回原來的形狀，與牙套一樣，產生智慧型的調節，裝置時容易而且無痛。

	護理前	護理後
案例一	 106.09.08	 106.11.04
案例二	 107.06.13	 107.10.22
案例三	 108.02.20	 108.03.12
案例四	 108.02.10	 108.04.26

操作步驟

1 裝置前準備

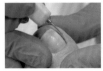

如果您需要矯正指甲，矯正器裝置前甲修剪護理是第一步驟。從指甲褶皺（甲溝）中去除老廢角質，並且使指甲邊緣平滑。

2 測量指甲

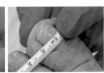

為了選擇正確的矯正器尺寸，事前測量指甲非常重要，新的「然適邦」捲甲嵌甲矯正器貼心提供所需的捲尺。

3 選擇矯正器

現在選擇合適的矯正器尺寸，將圓盤的盒蓋盤移動到適當尺寸的開口。

4 消毒矯正器

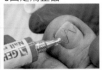

在裝置矯正器之前，像所有的矯正器一樣，消毒是必要的。

5 安裝矯正器

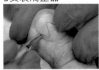

現在可以裝上預先製作好的矯正器，請將一邊鉤子鉤在側邊指甲後推到所需位置，或直接將其鉤在中間位置之後，以相同的方式安裝另一側。矯正器可以被拉伸大約 1 到 3 毫米的位置，然後，它自動回到起始位置。

6 固定矯正器

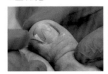

要固定矯正器，最好使用GEHWOL指甲修護凝膠，但首先要使用GEHWOL指甲修護清潔液去除表面油脂水份。如圖所示，將凝膠固定在三點上，在UV光下將固定點硬化兩分鐘，然後用GEHWOL指甲修護清潔液去除指甲上的殘留膠。

7 塞棉捲

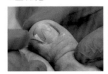

最後一步，將棉捲塞上。預先滋養指甲壁，並用一滴GEHWOL軟枕液消毒，舒緩受刺激的肌膚，使指甲和皮膚柔軟。
現在您可以很容易地在甲溝上塞一小塊棉捲。

第二十堂 嵌甲的問題及照顧方法

■ 嵌甲的成因

嵌甲又俗稱凍甲，嵌甲的成因是指甲因生長方向不正確，嵌進肉裡而產生指甲周圍皮膚組織出現紅腫、發炎、疼痛、流膿等情形。嵌甲易反覆發作，嚴重影響患者的學習、生活和工作，若置之不理，任其惡化，甚至會導致整個指頭腫脹，發生在腳趾則可能導致行動不便。

嵌甲發生的原因包含指甲邊緣修剪的過深、過低，加上穿尖頭的、窄型鞋擠壓腳趾所致。早期嵌甲的表現是疼痛，之後極易併發甲溝組織感染，臨床上稱為甲溝炎，此時，局部出現明顯的紅、腫、熱，並伴有劇烈疼痛，化膿後，局部有膿性分泌物流出。

嵌甲的困擾是不分年齡的。寶寶的指甲本身偏軟，剛開始要學走路時重心不穩搖搖晃晃常常容易跌倒，這時候指甲如果沒有修剪好，便會造成嵌甲。學齡前兒童期、青少年前後期 (6~22 歲) 則開始接觸運動，這時期體力充沛，好奇心強，特別喜歡激烈、刺激的運動，如網球、羽毛球、籃球、田徑……等，若運動時過於衝撞腳趾，指甲又沒有修剪正確，就容易造成嵌甲。

成年人則多為後天造成，如工作型態影響造成嵌甲。空姐、櫃姐、

護士、上班族、舞者等任何需要長時間穿到高跟鞋、皮鞋或是靜脈曲張襪的型態都有可能導致嵌甲產生，其他則與捲甲的後天成因類似，包含自行修剪不當、體重過重、拇指外翻等。

■ 形成嵌甲會有何種症狀？

可分為遠端側邊嵌甲、近端嵌甲的狀況，其中以側邊為臨床上最常見的一種情形。以最常見的遠端側邊嵌甲而言，嚴重度大致上可以分為下列四種階段：

一、輕度：發炎、紅腫脹痛。

二、中度：產生肉芽組織、滲液性傷口、紅腫、脹痛。

三、重度：除上列症狀外，再加上膿瘍形成，或是慢性組織增生，甲溝肥厚。

四、蜂窩性組織炎：蜂窩性組織炎是由溶血性鏈球菌或金黃色葡萄球菌經由皮膚或黏膜的傷口（如擦傷、抓傷、外傷、手術傷口、靜脈曲張、甲溝炎、淋巴性浮腫、皮膚慢性潰瘍、下肢曾開放性骨折或燒傷植皮者等）或各種皮膚疾病（如足癬、膿皮症、水痘等病毒性皮疹或濕疹等皮膚炎）的傷口侵入所引起的續發性感染，而造成的皮膚急性炎症。

■ 護理嵌甲的方式

口服藥治療嵌甲：許多傳統的方式，醫師一看到嵌甲（甲溝炎）時會開一些抗生素，抗生素吃完後有發炎、傷口的部分確實會改善，

但這是治標不治本的方法，嵌甲最根本的問題在於指甲嵌至肉裡，所以應該要對症下藥從指甲開始著手護理。

拔指甲手術：很多人認為，有嵌甲就應該去拔指甲，因為這是普遍性最高的也是最常見的，但是，如果沒有做好正確的術後重建，就會導致復發率增加，且拔指甲容易破壞甲床及指甲的生長點，新生指甲長出來後就容易造成甲床變型甚至感染黴菌等問題。

尋求專業性的嵌甲護理，復發率降 99%：採行專業的嵌甲（甲溝炎）護理，將嵌進肉裡造成疼痛的指甲清除，再把多餘的老廢角質處理乾淨，搭配正確的術後護理衛教以及必要時使用醫療外輔助矯正器，雖然護理期間會較冗長 (約 2~3 週)，但這是最具安全性並且可以達到徹底改善並降低復發機率的方法。

■ 如何預防嵌甲產生

- 預防勝於治療，保養更勝於預防，平時的保養、預防工作相當重要，引發嵌甲的原因很多，腳趾嵌甲 80% 發生於單側，最常發生於大拇指，但它也可以是雙側性的病灶，而且有機會侵犯任何一根腳趾。

- 剪指甲時切勿剪太深！應平行剪最為合適，當指甲剪得太深時，受到衝撞或擠壓就會嵌入甲溝皮膚裡，造成發炎。

- 一般人遇上嵌甲通常會自行剪除，專業指甲重建師不建議這麼做，

因為自行剪除通常會忽略善後清潔且嵌入的指甲剪不乾淨可能會導致更嚴重的甲溝炎，不僅加重病勢，反而徒增困擾。

● 利用指緣油等產品按摩滋潤手指腳趾周邊皮膚，保持指甲與皮膚的滋潤。

● 盡量穿著楦頭較寬的鞋子但鞋帶要綁緊，勿穿高跟鞋或皮鞋。

● 當合併甲溝炎的傷口時，在洗完澡後把指縫、指面擦乾，塗上消炎藥膏，避免傷口持續發炎。

● 避免過度擠壓，易流腳汗者可改穿五指襪並適時將雙足透透氣，避免腳趾被限制在鞋內，長時間造成悶熱潮濕。

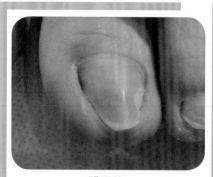
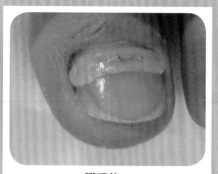

護理前　　　　　　　　　　　護理後

輕度嵌甲　個案 39 歲，外表時尚摩登女性，殊不知尖頭高跟鞋脫掉後暗潮洶湧，雖然疼痛，但個案實在不能接受不穿尖頭鞋，所以先使用必適 (B/S SPANGE) 指甲矯正貼片 2 週後，再進行 Podofix 指甲矯正器固定維持，不僅可以繼續穿著高跟鞋也不會再有疼痛問題。

(足科照護師 - 李安騏提供)

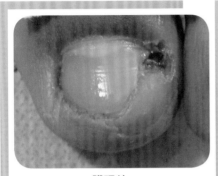

護理前

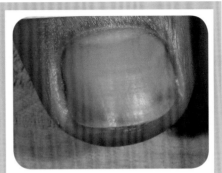

護理後

輕度
嵌甲

個案 22 歲，學生，有凍甲問題 9 年了，因時常復發，所以以前都要去理髮院給阿姨剪指甲，第一次來護理時，兩側指甲皆被清空，皮膚多處修剪痕跡，使用必適 (B/S SPANGE) 指甲矯正貼片約 2 週，再加上定期護理，指甲就已恢復原貌，現在只需要時常使用指緣油保養就行囉！！

(手足保健師 - 黃佩雯提供)

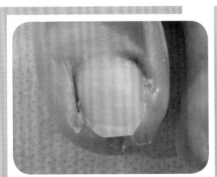

護理前

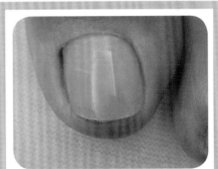

護理後

輕度
嵌甲

個案 19 歲，年輕調酒師，甲溝炎好久了，從小到大都是媽媽剪指甲的，也去拔過好幾次，但都一直復發，直到從網路上搜尋到足研所，才決心想把指甲護理好。經過一次的必適 (B/S SPANGE) 指甲矯正貼片＋嵌甲專業護理後，指甲日漸康復。

(手足保健師 - 粘文怡提供)

第二十一堂 甲溝炎的問題及照顧方法

■ 甲溝炎的成因

甲溝炎是一種發生在趾（指）甲周圍皮膚的化膿性感染症，症狀有紅、腫、痛及化膿，足部手部都有可能發病。據皮膚科醫師表示，門診很常遇到腳拇趾的指甲周圍發炎紅腫，甚至化膿爛肉的患者前來求診。患者的拇趾稍一碰觸摩擦就痛得要命，因此難以穿鞋或走路，仔細檢查後，通常都是嵌甲引起的甲溝炎。（註）

當患者有前述的嵌甲（ingrowing nail）問題時，指肉長期受到刺激造成皮膚增生或肉芽腫形成，便很容易造成甲溝炎。除了基因遺傳、疾病、指甲生長板或甲床結構異常，造成指甲成 Ω 形，捲甲（pincer nail），導致甲床和甲溝發炎外，不當的修剪指甲或鞋子包覆過緊都是甲溝炎的好發成因。

不少民眾會過度修剪指甲，兩邊剪得太深，又毫不留白，指甲繼續向前生長時，因皮膚包覆著指甲，就很容易卡進去皮膚內引起嵌甲與甲溝炎。通常，患者為了舒緩疼痛，就會將指甲修剪得更短，在鞋子包覆下，指甲缺乏伸展的機會，造成惡性循環，於是造成反覆嵌甲與甲溝炎之苦。

註：雙和醫院皮膚科陳昱璁總醫師，刊載於康健 -2 大招預防甲溝炎。

穿著過緊或楦頭過窄的鞋襪，容易將皮膚推進指甲，長期壓迫下的指甲與皮膚間缺乏空隙，指甲就很輕易刺入皮膚，同時，走路或運動方式加強了指甲與皮膚的磨擦碰撞，引起發炎。

受傷是引發甲溝發炎的另一種原因，若踢傷或指甲受傷後導致甲板撕裂，引起甲板側緣更接近甲溝軟組織，就會形成甲溝炎，這一類多見於青年學生。

還有一種原來意想不到的，是就診後不當的拔指甲而發生的甲溝發炎。當不小心足部受傷，導致大拇指需拔甲，倘若醫生操作意外，拔甲後使得某些患者的甲床變形就會留下隱患，因此拔甲是非萬不得已的。

■ 甲溝炎常見症狀

根據感染到的細菌或黴菌種類，可分為急性及慢性甲溝炎兩大類：

　一、急性甲溝炎：主要症狀是指甲周圍快速泛紅、腫脹、疼痛，甚至在指甲下方或甲皺壁處出現膿腫現象，主要由金黃色葡萄球菌所引起，也有單純性疱疹病毒、白色念珠菌。

　二、慢性甲溝炎：致病的病原體較多且複雜，可能有細菌也有黴菌，如格蘭氏陽性菌（鏈球菌）、陰性菌、念珠菌、厭氧菌等。指甲一側或雙側甲溝發紅、腫脹、疼痛、出現膿點及流膿後可見

肉芽組織。當感染蔓延至甲床時，局部積膿可使整個指甲浮起、脫落、空掉。

■ 甲溝炎症狀

第一期：腳趾末稍有紅、輕微腫脹及疼痛。

第二期：較劇烈的疼痛、有化膿及滲液。

第三期：更加劇烈的疼痛、感染及肉芽組織，甲溝側邊指肉增生肥大。修剪不當形成倒刺的指甲是嵌甲的常見原因。

■ 甲溝炎的治療

● 傳統治療法：

先將三分之一生長點破壞，再將嵌進肉裡頭的指甲板取出。

化學劑（液態氣）去除肉芽使之結痂或採取冷凍電燒肉芽等以上醫療處理。

● 現今採用先修剪再利用矯正器及塞軟管保護甲溝，或塞捲棉隔開指肉。

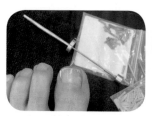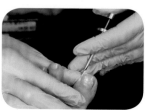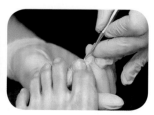

■如何預防甲溝炎

- ●平時愛護指甲周圍的皮膚，不使其受到任何損傷，指甲不宜剪得過短，不用手拔指甲周圍的「倒刺」。

- ●小心日常生活中易刺傷甲溝的異物，參加勞動或忙於家務時，應格外小心。

- ●平時注意手指的養護，洗手後、睡覺前擦點指緣油 / 護膚霜，增強甲溝周圍皮膚的防禦力，保持皮膚完整性。

- ●手指有微小損傷時，可塗擦消炎藥膏或消毒液，如 2% 碘緩解消炎反應，適當包紮以避免發生感染。

- ●患有甲溝炎必要時服用磺胺藥或抗生素。

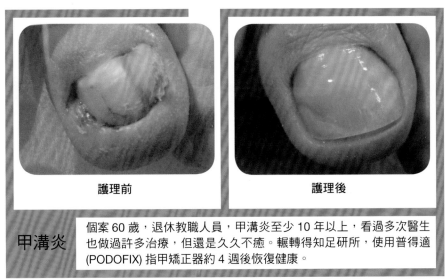

| 護理前 | 護理後 |

| 甲溝炎 | 個案 60 歲，退休教職人員，甲溝炎至少 10 年以上，看過多次醫生也做過許多治療，但還是久久不癒。輾轉得知足研所，使用普得適 (PODOFIX) 指甲矯正器約 4 週後恢復健康。 |

(指甲重建師 - 葉昱汝提供)

第二十二堂 灰指甲的成因、問題及照顧方法

■ 灰指甲的成因

灰指甲就是一種指甲的黴菌感染，黴菌以指甲爲營養，造成指甲變灰、變黃、變厚的情形。

黴菌一般由指甲前方或側面侵入，在有指甲外傷時黴菌特別容易趁虛而入，初期只是一小塊變色，在指甲下方可以見到增厚的皮屑，嚴重時則會整個指甲變形。一旦到達此情形，擦藥就很難治療，因爲粗厚的指甲會妨礙塗抹藥物的穿透，此時即使每天早晚認眞的塗藥，也效果不佳。

■ 何種情況下容易感染灰指甲？

當宿主本身健康狀況不佳，經由感染途徑，接觸感染等三個條件時，才會形成灰指甲。

● 感染源：黴菌等菌種微生物。

● 感染途徑：水、空氣、地板、共穿拖鞋…等，任何可接觸皮膚之媒介物質，例如飯店拖鞋、三溫暖、游泳池、溫泉、潮濕環境更易受感染。

● 宿主：個體本身免疫及抵抗力不佳、壓力大、作息不正常、熬夜…等，尤其是皮膚完整性不好，包括有非單一開放性傷口、脫皮、脫屑、皮膚乾裂等症狀者。

■感染灰指甲會有何種症狀

對多數人而言，灰指甲不過是難看罷了，似乎不一定要治療。但也因為消極的態度，造成這種古老的疾病揮之不去。除非侵犯到手指甲，有礙觀瞻或影響社交，才會尋求治療方法。

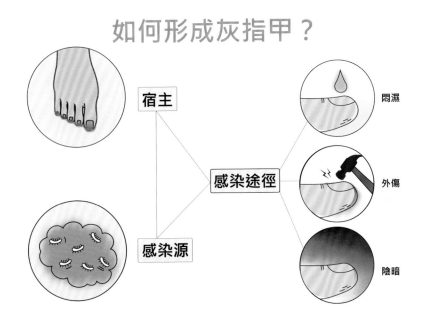

如何形成灰指甲？

事實上，灰指甲患者並不只有外觀好不好看的問題！以指甲而言，它負有保護指頭、甲床的功能，可以抓起細緻物品，並增進觸感。想想如果沒有指甲可以抓癢、撕起膠帶、拉起拉環是有多麼的不便。且增厚變形的指甲，更會壓迫甲床，造成疼痛，誘發指甲周圍肉芽增生，影響行走，所以灰指甲的治療更有其積極的價值。

■ 如何預防灰指甲感染

避免指甲有外傷及過多化學藥劑的刺激。指甲受傷要盡快處理，（例如：被門夾到或碰撞受傷），否則容易因受傷或細菌感染而發炎，導致指甲變形有縫隙，使黴菌得以侵入而感染灰指甲。

皮膚有黴菌感染（尤其香港腳）時，應儘速處理，做徹底的治療，以免黴菌傳染到指甲。有一個常見的錯誤觀念，以為拔除灰指甲就好，其實那只是暫時好了，但因黴菌已侵犯甲床及指甲旁的皮膚，所以在此黴菌環繞的環境中新長的指甲，仍將成為灰指甲。易流腳汗者可穿五指襪，降低感染機率，並避免長時間悶熱潮濕。

■ 正確護理灰指甲的方式

● 口服藥：

可以治療嚴重的灰指甲患者(感染至根部)，治療方法簡單，只要口服藥物即可。但是，口服藥有一定的副作用，特別對肝、腎或內分泌因各人也有不同程度的反應，如婦女月經紊亂，皮炎等。

● 擦藥治療：

擦藥、點藥治療是目前為止最安全也最保險的辦法，但擦藥的缺點在於灰指甲的外型會變厚、甲板呈粉末狀，當指甲受到黴菌感染卻沒有把黴菌清除乾淨，單純只是擦藥是沒有效的。治療灰指甲需要長期抗戰，而市售很多的藥物大都含有化學成分，因此點灰指甲的藥品是有引起其他脫皮、脫屑、皮膚炎等併發症的可能性。

● **拔指甲手術：**

很多人認為，有灰指甲就應該去拔指甲，因為這是普遍性最高的也是最常見的治療方法。然而，灰指甲黴菌是同時感染在甲板及甲床上的，這時就算把指甲整片拔掉了，新的指甲在生長的過程卻再被黴菌感染而形成灰指甲，便導致拔指甲留下的開放性傷口而感染得更加嚴重。

● **專業性的菌絲分離術搭配西方草本萃取物保健品：**

採行專業的菌絲分離手術（註）使被感染的甲板與甲床分離，再把甲床上仍殘餘的菌絲刮除乾淨，搭配西方技術草本萃取物的複方保健品使用，雖然時間上可能會較冗長，但這是最具安全性與達到徹底改善的方法。

● **使用蜂膠產品：**

使用蜂膠軟枕溶液護理真菌感染的指甲：

一、初期檢查（黃色染色部分、變厚的指甲）：以蜂膠精油噴霧清潔消毒，點上蜂膠軟枕溶液。當上層指甲已過厚時，溶液可能無法滲透至深處，可把指甲表面厚度磨薄變得粗糙，再次點上蜂膠溶液，當溶液乾燥消失時，即可將受影響的指甲部位用專業器具清除。

二、以蜂膠精油噴霧清除患部：當指甲結構清楚可見，藉由蜂膠溶液的功效及特性使受感染的指甲可以在短時間內以少量的耗材及低受傷風險的情況下清除。

註：菌絲是肉眼看不見的，於顯微鏡下培養製造。

三、再次使用溶液，保護及保養患部：將蜂膠乳霜塗抹於整個腳掌，使指甲充分爲下一階段護理做好準備。這個療程純爲保養手法，因爲眞菌感染死亡的指甲溫和地被清除了！

■一般外用治療灰指甲常見成份（請遵照醫師處方用藥）

● Terbinafine- 特比萘芬 - 對皮膚眞菌有殺菌作用，對白色念珠菌則起抑菌作用。適用於淺表眞菌引起的皮膚、指甲感染，如毛癬菌、絮狀表皮癬菌等引起的體癬、足癬、甲癬以及皮膚白色念珠菌感染。

● Sporanox- 斯皮仁諾 - 適用於治療外陰陰道念珠菌病、花斑癬、皮膚眞菌病、眞菌性角膜炎和口腔念珠菌病和其它系統性或熱帶眞菌病。

● Itraconazole- 伊曲康唑 - 用於治療多種眞菌感染性疾病。

● Ciclopirox Olamine- 環吡酮胺 - 用於手癬、足癬、體癬、股癬、甲癬及花斑癬，亦可用於皮膚和外陰道念珠菌感染及甲眞菌病。

● Miconazole Nitrate- 達克寧 - 用於眞菌與酵母菌引起的指（趾）間癬與腹股溝尿布疹，撒於鞋襪可預防足部眞菌感染。

● Mupirocin Olamine- 莫匹羅星胺 - 對濕疹、皮膚炎、糜爛、潰瘍繼發感染可起到抗菌及制止原發病加重作用。

● Econazole Nitrate- 硝酸益康唑 - 用於皮膚念珠菌病的治療；亦可用於治療體癬、股癬、足癬、花斑癬。

● Triamcinolone Acetondei- 曲安奈德 - 適用於各種皮膚病。

● Butenafine Hydrochloride- 鹽酸布替萘芬 - 主要用於由絮會癬菌、紅

色癬菌等引起的足趾癬、體癬、股癬的局部治療。

● Isoconazole Nitrate- 硝酸異康唑 - 抗眞菌藥，對白色念珠菌、表皮癬菌均有抑制作用。

● Diflucortolone 21-Valerate- 氟米松 21 - 戊酸酯 - 廣效性殺黴菌劑，作用範圍遍及各種黴菌、酵母菌及其他眞菌，同時對葡萄球菌、鏈球菌及炭疽桿菌等革蘭氏陽性菌亦有強力殺菌效果，因此亦能適用於併有細菌性感染之黴菌皮膚病。

● Clotrimazole- 克黴唑 - 用於體癬、股癬、手癬、頭癬、以及念珠菌性甲溝炎和念珠菌性外陰陰道炎。

● Undecylenic Acid- 十一碳烯酸 - 具抑制眞菌繁殖作用，用於治療足癬、頭癬和股癬等皮膚眞菌感染以及眞菌性陰道炎。

● Zinc Undecylenate- 十一烯酸鋅 - 治療皮膚眞菌感染。

● Tolnaftate- 托萘酯 - 主要外用於治療手足癬、體癬及股癬等皮膚淺表眞菌感染。

● Amorolfine- 阿莫羅芬 - 是一種抗眞菌藥物，對可引起指（趾）甲感染的各種眞菌均有殺菌作用。

● Sulconazole Nitrate- 硝酸硫康唑 - 適用於足癬、肌癬、體癬、甲溝炎，對足白癬有特效。

● Benzoic Acid- 苯甲酸 - 一般常作爲藥物或防腐劑使用，有抑制眞菌、細菌、霉菌生長的作用。

● Salicylic Acid- 水楊酸 - 能幫助清除被堵塞住的毛囊，修正不正常的細胞脫落，它可以減少毛囊壁不正常脫落現象，預防新病灶的產生。

■護理後的衛教流程六步驟

1. 沐浴後把水分吸乾 (指面、甲溝、指縫都要保持乾燥)。

2. 每天早、晚點灰指甲專用的保健產品 (或醫師開出的處方藥品)。

3. 指緣油等產品周邊皮膚按摩滋潤。

4. 每 10-14 天定期護理,避免黴菌過度繁衍。

5. 易流腳汗者可改穿五指襪,降低交互感染機會,並避免長時間悶熱潮濕。

6. 請多補充魚肉蛋奶類蛋白質、礦物質、維生素等生活健康飲食,讓指甲增進生長速度。

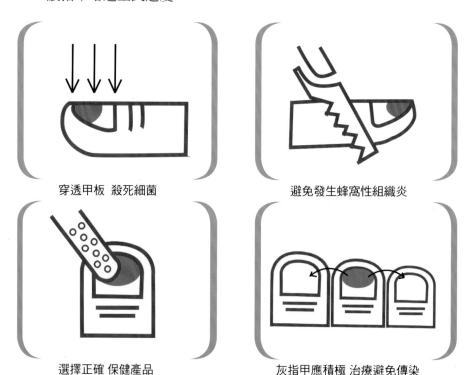

穿透甲板　殺死細菌　　　　　避免發生蜂窩性組織炎

選擇正確 保健產品　　　　　灰指甲應積極 治療避免傳染

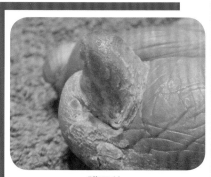

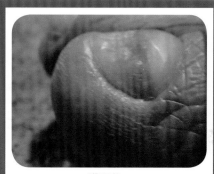

護理前　　　　　　　　　　　護理後

重度 灰指甲	個案 52 歲，公職人員，很會流腳汗，但又需要穿一整天的皮鞋，到夏天就會感覺特別悶熱不舒服，慢慢就開始有灰指甲、香港腳問題，透過醫師轉介到足研所，經過 8 個月的護理後，指甲已改善許多。

(指甲重建師 - 葉昱汝提供)

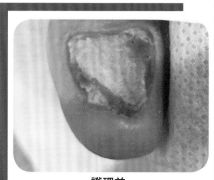

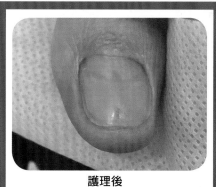

護理前　　　　　　　　　　　護理後

重度 灰指甲	個案 34 歲，餐飲內場，腳經常會泡到水，來時指甲周圍皮膚濕、爛，灰指甲已長到前端斷裂了，由於長時間腳都是處於悶熱、超濕狀態，導致皮膚及指甲都有黴菌感染問題，經過 1 年左右的護理後，指甲已改善許多。

(指甲重建師 - 葉昱汝提供)

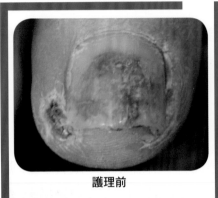

護理前

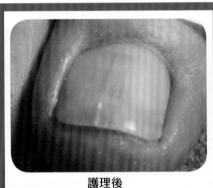

護理後

中度
灰指甲

個案 44 歲,在加拿大定居有嚴重灰趾甲,從沒想過需要護理,是
女兒看到覺得不能再拖,透過醫師轉介才拖著爸爸來,經過灰指
甲特殊專業護理 4 個月後,指甲已恢復良多。

(指甲重建師 - 葉昱汝提供)

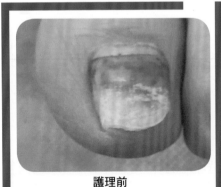

護理前

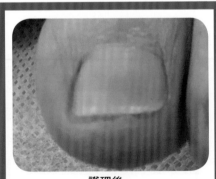

護理後

中度
灰指甲

個案 48 歲,商場女強人,經常需要穿高跟鞋奔走各地,有時也常
會有疼痛問題,來時指甲變形嚴重也有瘀血狀況,經過 1 年的灰
甲專業護理後,指甲已恢復健康同時也解決疼痛問題了。

(指甲重建師 - 葉昱汝提供)

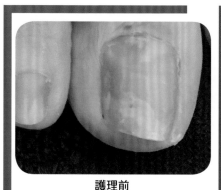

護理前

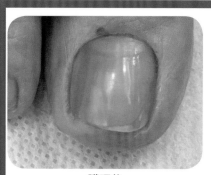

護理後

**輕度
灰指甲**

個案 20 歲，正值青春年少，猶記國中那年，被媽媽帶去一起修指甲受傷後，指甲就開始一直有問題，直到去看皮膚科確診後才知道是灰指甲，但當時已嚴重許多，也擦過很多藥，但都不見好，由醫師透過轉介，經過 4 個月的灰指甲專業護理後，指甲已恢復健康也不再有感染跡象了。

(指甲重建師 - 葉昱汝提供)

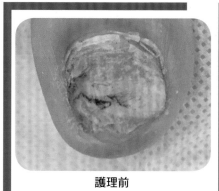

護理前

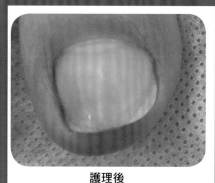

護理後

**輕度
灰指甲**

個案 68 歲，看不出來的美魔女，不過保養得宜的她卻有著令人頭痛的灰指甲，尋遍中西醫也得不到妥善處理，所幸經由朋友介紹得知了足研所，來護理 1 年後，灰指甲就已完全恢復囉！！

(手足保健師 - 陳娪軒提供)

第二十三堂 雞眼的成因、問題及照顧方法

■ 雞眼的成因

當皮膚受到長期間斷或持續地壓迫與磨擦，表皮為了能保護其下柔軟的組織，會造成局部表皮角質過度增厚。若只是圓盤狀的增厚，不具中心角錐核心，稱為厚繭。若中間帶有透明角錐核心，出現黃白色固狀隆起的角質物，稱為雞眼。

由於雞眼中心具角錐狀核心，常會隱隱作痛，走路時可能壓迫到其下神經，引起劇痛。因為雞眼與厚繭是長期受到局部刺激、壓力和磨擦所引起的，此與個人足部形狀、走路姿勢、足部用力的方法、鞋子的樣式和大小有關。若不矯正其發生原因，可能會反反覆覆或持續發作。

如果你有雞眼的話，你會發現自己皮膚長雞眼的地方，皮膚會呈現圓形 / 橢圓形的角質增生，一般說來範圍會有蠶豆一樣大，在顏色上呈現黃色或者是深一點的黃色，表面較為光滑或稍微隆起一些，在站立的時候會有疼痛的感覺，可以說給患者的生活帶來了一定的影響。女性朋友如果穿的鞋子比較小而且比較窄，或者是足骨畸形的話，足部一旦受到磨擦和壓迫，皮膚就會向內推進，遂造成足部頂段向內的圓錐形角質物。

雞眼帶來的不適感是非常明顯的，而且也不會自癒，所以一旦長出

來了就要進行護理，不須忍耐長時間的疼痛感，可以用物理護理的方法，也可用醫療上二氧化碳激光燒灼或者是手術切除的方法，坊間也有雞眼膏等化學藥方，或尋求專業的手足保健師處理等。

■ 如何預防雞眼？

不合腳的鞋子是產生雞眼最常見的原因，鞋子應該鬆緊合宜，使腳趾有足夠的活動空間。應避免穿高跟鞋或楦頭太窄的鞋子，盡量選擇平底鞋或舒服的鞋子，才是根治雞眼的好方法。勿自行將雞眼或厚繭去除，尤其是糖尿病患者自行處理雞眼或厚繭的話，會更容易加速惡化。建議可至專門的足部診療中心實施雞眼護理，配合足底護理及防護雞眼貼達到功效。

● 利用足浴泡腳，能更有效軟化足底硬皮及雞眼。

● 搭配足底專用磨板，使用完後每日早、晚勤抹足霜。

● 養成在家穿拖鞋、出門穿襪子的好習慣，避免足底皮膚直接與地板或鞋底直接接觸摩擦。

● 選擇合適的鞋子，盡量以寬鬆為主，但楦頭不可過寬，適當合腳就好。若因為鞋子樣式使得足部一些區域容易受到擠壓或磨擦，進而產生雞眼或厚繭，則選用合適的腳墊，可以在不同的情境下給予幫助，如：

1. 雞眼防護環：在骨頭隆起處（如腳趾背側趾關節處），可以防止鞋子與腳的磨擦，防止雞眼或厚繭產生。另外在腳部已產生雞眼、厚繭、水泡或破皮處，墊上雞眼防護環，可以減輕疼痛。

2. 趾套：可以減輕腳趾的壓力及磨擦，也有助於指甲的保護。

3. 趾間分隔墊：減少腳趾頭之間相互摩擦與擠壓，保持腳趾間的正常結構，防止雞眼產生。

4. 蹠骨墊：減輕地面對前腳底的壓力及磨擦。

5. 腳跟墊：只墊在足跟，可以預防足跟處厚繭（見第六章 233 頁）。

■ 雞眼護理的方式

許多雞眼患者會自行用百分之十的水楊酸冰醋酸來進行外敷，它相當於一種腐蝕性比較小的藥劑，所以在使用的時候一定要根據自己的足部皮膚來合理的使用，但仍建議尋求專業醫師或足科照護師的意見。

■ 如何使用蜂膠軟枕溶液處理硬化雞眼

皮膚區域使用蜂膠精油噴霧清潔。透過蜂膠軟枕溶液的作用排出角質。幾分鐘過後酒精散去，皮膚恢復乾燥，雞眼自周邊有彈性的皮膚分離，可輕輕的拔下，減少受傷風險。

去除雞眼後可見到真皮層，皮膚狀況完整，無腫脹或吸收過多水分的情形。接著去除周邊的角質，並且用器具平整皮膚。皮膚平整後再次點上蜂膠軟枕溶液，密封並保護傷口皮膚，使其保持乾燥、有彈性及可呼吸狀態，即可進行下一階段處理，最後使用蜂膠乳霜、乳木果霜按摩患部。

■ 經過護理後的衛教

足底在保養過後是非常細嫩的，記得要天天擦腳霜給予足部適當的按摩，預防足底乾裂，延緩長硬皮的時間。因個人保養習慣不同會影響保養後的延長性及持久度，最好的黃金保養週期為 10-14 天護理一次，於保養後每天上滋潤足霜或雞眼防護膏，防止足底產生乾裂。

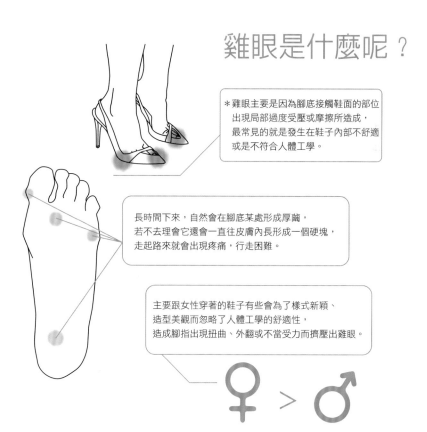

雞眼是什麼呢？

＊雞眼主要是因為腳底接觸鞋面的部位出現局部過度受壓或摩擦所造成，最常見的就是發生在鞋子內部不舒適或是不符合人體工學。

長時間下來，自然會在腳底某處形成厚繭，若不去理會它還會一直往皮膚內長形成一個硬塊，走起路來就會出現疼痛，行走困難。

主要跟女性穿著的鞋子有些會為了樣式新穎、造型美觀而忽略了人體工學的舒適性，造成腳指出現扭曲、外翻或不當受力而擠壓出雞眼。

♀ > ♂

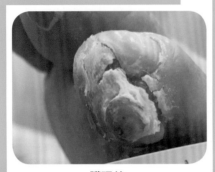

護理前	護理後

雞眼　個案 74 歲，定居美國多年，有雞眼問題，但是美國看醫生實在太貴了，而且美國醫生說只能用開刀的方法，所以剛好有朋友介紹台灣也有專業護理足部的地方，來護理 2 次後，本來會痛的雞眼就改善了，走起路來也健步如飛囉。

(指甲重建師 - 葉昱汝提供)

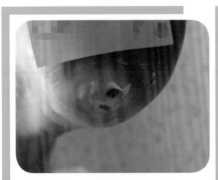

護理前	護理後

雞眼　個案 79 歲，公園散步可愛奶奶，身體非常硬朗，平時也很愛健走，但是有個雞眼會痛的問題，經由足研所的雞眼特殊專業護理後，不僅雞眼問題改善，同時也可以一併修理自己的指甲了。

(指甲重建師 - 葉昱汝提供)

第二十四堂 病毒疣的成因、問題及照顧方法

■ 雞眼與病毒疣的鑑別診斷

有時侯一些足部或手部的病灶看似雞眼，但卻會越長越多，有時會長大地很快。病毒疣表皮層可見中心有黑褐色小點或點狀出血；由於中心也會有角錐狀角化，長在腳底時，也會產生壓迫性的疼痛。

由於是濾過性病毒感染，所以會自行長大，越長越多，甚至藉由接觸傳染給其他人，所以建議要積極治療。病毒疣不限於只長在受壓處，除了手指、手掌、腳趾和腳掌以外，身體任何部分皆有可能發生。

針對 4 –12 歲的兒童而言，親近的家人是最主要的傳染來源，一般認為的光腳行動、公共衛浴和游泳池，反而並不是最主要的危險因子。至於比較容易長疣的成人，一般而言，整體的免疫能力其實都是正常的，只是皮膚脆弱有縫隙時剛好接觸到病毒，或是病毒本身利用某些方式逃避了免疫力的監控，趁虛而入。

只有極少數的病例是基因問題（epidermodysplasia verruciformis）或全身免疫力低下造成的，但這類病人大多是廣泛面積且極難治癒的疣。如果醫師有懷疑其他病變，才需要額外做皮膚切片或其他詳細檢查。

■ 長在手足部位的疣大致有三種

一、尋常疣（common warts）：HPV 2、4、27、29 血清型為主。外觀為往外凸起的棕色、粗糙角化的顆粒或斑塊。常出現於手部、指甲周圍或四肢。

二、足部疣（plantar warts）：HPV 1 血清型為主。出現在腳底，好發於孩童和青少年。比尋常疣來得厚皮，由於在足底不易提早發現，當病灶長太大時可能會疼痛紅腫，造成行走不適。

三、扁平疣（flat warts）：HPV 3、10 血清型為主。突起面與上述的疣不同，較平滑、扁平、粉膚色，常出現在前額、臉部、前臂和小腿，很常被忽略而延誤治療或誤以為是老人斑。

■ 病毒疣的治療方法

病毒疣的治療除了常見的凍、燒、藥、切四大步奏，有沒有低侵入性的照護方式呢？

一、凍：冷凍治療是門診最常見的處理方式，將液態氮以棉棒沾取或是經噴槍噴射的方式，利用極低溫的液態氮來破壞表皮，連帶去除病毒疣。

二、燒：對於難治型或單顆的病毒疣，則可以考慮電燒或是直接切除手術，但需要施打局部麻醉，也會有傷口恢復期以及可能留下疤痕等副作用。

三、藥：酸類的原理是軟化並破壞代謝受感染的皮膚角質，外用水楊酸藥物可用於足部疣、尋常疣及手部的扁平疣，但不建議用於臉部或生殖器。臉部的扁平疣，門診會使用三氯醋酸，

局部點在病毒疣的病灶。市面上雞眼貼片、治疣液或角質軟化膏裡面含有的成分就是水楊酸（濃度從 2.5-40% 都有），但濃度越高就越需要小心使用，不要過度治療傷及正常組織。若是出現嚴重之紅腫、疼痛刺激，就必須暫停藥物的使用。

四、切：對於難治型或單顆的病毒疣，可以考慮電燒或是直接切除手術，但需要施打局部麻醉，也會有傷口恢復期以及可能留下疤痕等副作用。

五、敷用蜂膠軟枕液：蜂膠軟枕液具有效特性，先將皮膚清潔與消毒，點上蜂膠軟枕液，待角質軟化後去除角質（疣的組織結構清楚可見），數回反覆的敷用即可去除。處理受黴菌、濾過性病毒感染的皮膚，要先抑制細菌生長。這個方法不單只能治療皮膚上的細菌感染，也可以處理其他指甲真菌及變厚的症狀，還有作業快速、不需等待效果，對患者則是低受傷風險。

■ 如何預防病毒疣

● 隔絕病毒：不要刻意摳抓病毒疣，若接觸到病毒再去搔抓正常皮膚，可能將病毒疣散播到其他身體部分。洗手保持清淨以防傳染最是上策。為避免接觸傳染給親近的家人或孩童，可以使用貼布把病毒疣遮住隔離，足部疣的病患盡量減少光腳走路或與他人共用拖鞋，避免交叉感染。接觸過病灶的指甲剪或磨甲板，都不要碰觸到正常肌膚。

● 保持皮膚的完整性：患有濕疹 / 汗皰疹、香港腳、富貴手、皮膚乾

燥龜裂的人，容易有脫屑破皮，讓病毒透過伺機而入，一定要積極治療上述合併的皮膚疾病，並配合使用護手霜或護足霜保養皮膚，提高皮膚的抵抗力。

● 減少公共感染的機會：對於反覆得過病毒疣的人，要避免使用公用的鞋子、毛巾等物品，前往公共場所，如游泳池、溫泉、健身房，盡量自備拖鞋，接觸公共場所或公共設施時，多用肥皂或洗手乳搓揉清洗。

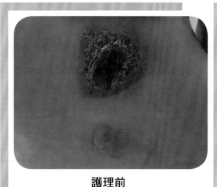
護理前

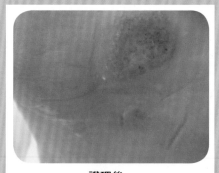
護理後

病毒疣 個案 29 歲，電腦工程師，工作壓力大造成免疫力低下，經過濾過性病毒感染形成『疣』，剛開始還不以為意，疣長大了，而且還感染到其他地方，一個腳底就有 3 顆，才驚覺這樣下去不行，已經越來越嚴重了，經過 1 年的專業護理後，才慢慢改善疣的問題，最後恢復健康。

(指甲重建師 - 葉昱汝提供)

第二十五堂 手足保養是糖尿病足的重要課題

■ 糖尿病足部問題的成因

人一旦罹患了糖尿病，可能會終生相隨，尤其是高、低血糖及初期的合併症並沒有症狀，往往在不知不覺中就影響了身體其他器官，引起更嚴重的合併症，所以糖尿病人宜堅守良好的血糖控制，著手保健之道，才能預防、延緩合併症的發生，擁有優質的生活。

由於糖尿病人神經及周邊血管病變，會使病人手腳麻木、刺痛等，尤其晚上症狀會加劇，同時對溫度、痛、震動的感覺會日漸不靈，最後完全喪失感覺。侵犯運動神經，會引起小塊肌肉萎縮，屈、伸肌失衡，足部變形，足壓增加。有資料顯示 50% 足部潰瘍的糖尿病人在 2 年內會復發。甚至糖尿病足截肢術後 5 年內將近 32-66% 的病人被迫另一側截肢，足部問題是糖尿病人的一大威脅。

典型的糖尿病足部潰瘍形成的過程是因為神經病變，缺乏痛覺的預警使病人腳部容易受傷，例如鞋子不合，易發生水泡，鞋內有異物，受傷後病人都常常沒有發覺，以致沒有立刻接受適當的治療；而由於血液循環不良，受傷部位難以痊癒，加上細菌感染，侵犯深部肌腱、骨骼，造成截肢悲劇。所以糖尿病人需要專業及定期的手足照護，任何問題能早期診斷及治療 。

■糖尿病的足部照顧重點

糖尿病人平日的足部照顧,對其生活的福祉扮演非常重要的角色。只要能規律的每日清潔、檢查與保養,足部傷害的可能性可以降低許多。

一、足部照護內容包括:

　　1. 每日自我檢查雙腳

　　2. 每日足部清潔

　　3. 指甲的修剪

　　4. 雞眼與厚皮的處理

　　5. 足部保暖及避免不適當姿勢

　　6. 鞋、襪的選擇

●周邊血管阻塞:下肢血管發生阻塞時,會造成小腿肌肉疼痛、足部脈搏變弱或消失、腳溫變冰冷等。

●感染:糖尿病患者由於白血球功能較差,血管病變造成缺氧,再加上血糖高,提供了細菌繁殖的優良環境。所以當足部皮膚受損,細菌侵襲,較易擴展而難以控制,而在傷口中往往可培養出兩種以上的細菌。

●其他:穿不合適的鞋子、鞋子裡有石頭異物或凸出的釘子,而自己沒有感覺、赤腳踩在尖銳的物品上、修剪指甲時不小心割傷皮膚等。

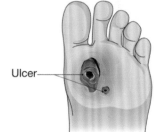

Ulcer

二、降低神經病變所造成不適的方式：

    1. 良好的血糖控制

    2. 戒菸

    3. 用藥

    4. 適度的運動

    5. 適度的局部按摩

    6. 規律的生活作息─由於神經病變所造成的不適感容易在「夜晚」特別明顯，因此若生活作息日夜顛倒恐會影響更大

三、遠離糖尿病患失足之痛的重要預防方向

    1. 控制血糖：嚴格將血糖控制在達標範圍內，適當運動，控制體重，戒菸。

    2. 血脂調控：血脂代謝紊亂是造成動脈硬化血管狹窄的主要原因，控制好血脂有利於血液循環。

    3. 選對鞋子：寬軟厚底的布鞋，可減少足部受傷的機率。

    4. 注意水溫：糖友對水溫的感受能力比正常人差，在家沐足時要避免水溫過高導致燙傷。

    5. 注意修剪足趾衛生：不少糖足的發生是因為患者在家剪指甲、挖雞眼時沒有注意衛生和安全，一旦有皮膚破損，導致創傷引起感染。糖友最好到醫院糖尿病足專科及專門護足機構處理。

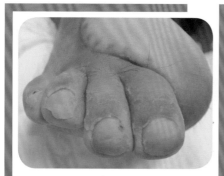

護理前

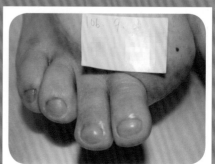

護理後

糖尿
病足

個案 60 歲，叱吒風雲 CEO，卻有著終生相隨的糖尿病症，隨著足部周邊血管病變而帶來的失去知覺等問題，長此以往，一旦有傷口後就不堪設想，右腳中指已經截肢的個案，也更知道足部照護的重要性。

(足科照護師 - 李安騏提供)

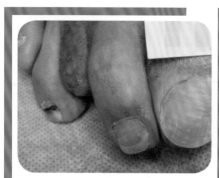

護理前

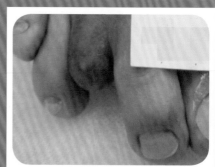

護理後

糖尿
病足

個案 54 歲，古董收藏家，可能從年輕時吃香喝辣，以至於中年就患有糖尿病問題，經由飲食習慣改變後病情慢慢控制了，但是糖尿病容易讓病人手腳麻木、喪失感覺，所以當足部大拇指有嵌甲時，也就沒有發現，最後傷口潰爛後截肢。也因如此，才更了解到足部照護的重要性。

(手足保健師 - 黃佩雯提供)

第二十六堂 拇指外翻的成因、問題及照顧方法

■ 拇指外翻的成因

女星們因爲工作關係，而不惜忍受腳趾之痛踩上十幾公分的高跟鞋，甚至表演跳舞也因此造成了不少職業傷害。拇指外翻非常的常見，特別是年輕穿高跟鞋上班的女性，搭配久站久走，更容易發生。

對於一般人，通常都是大拇指的關節、滑囊開始疼痛時，才發現自己有拇指外翻的情形而就診。一般拇指外翻的角度小於 15-20 度屬於正常範圍。一但有拇指外翻，會隨著年齡而變得嚴重，角度變得更大。因此好發拇指外翻者有三類：

一、遺傳體質：父母有拇指外翻者，自己也容易拇指外翻，甚至在鞋子脫下來時有拇指外翻家族的現象。女士發生拇指外翻的機率高於男士。另外韌帶鬆弛、體重過重者也容易出現拇指外翻。

二、社交因素：經常穿著高跟鞋，造成足底壓力過大，大腳趾為了支持身體的平衡而往內抓，或長期穿著窄楦頭的鞋子，鞋面長期往內擠，都很容易造成拇指外翻。

三、扁平足：「扁平足」者因內側足弓缺乏支撐，因此體重往下時，會因力學關係，造成拇指側有向外的應力，造成拇指外翻，因此，需積極矯正扁平足，利用特製鞋墊加強內側足弓支撐，平時多做腳趾的活動操，增加腳趾肌力，以減緩症狀。扁平

足又有拇指外翻的朋友，可以穿著五指襪，藉由其放鬆筋膜的功效，防止拇指外翻惡化。

■預防及改善拇指外翻

大拇指外翻對成人而言是相當普遍的，目前何者是最佳治療方法仍然未有定論，建議有拇指外翻症狀疑慮者，應先至具有專業足部診測設備單位做徹底的足部檢查，以選擇最合適的治療方式，並根據病患疼痛的部位、畸形的程度，來考慮、選擇改善治療的最佳方式。

一、就症狀較輕者：在初期時只要換穿寬頭的鞋子、拖鞋，或藉由浸泡溫水及穿著有弧度的足弓墊或是改穿腳掌心部分有支撐設計的鞋子，來緩解站立及走路時將重心放在前腳尖的壓力，以減少腳趾頭的負擔。再配合拇指外翻矯正輔具，即可暫時緩和疼痛，限制趾囊腫進一步惡化。甚至應長期堅持使用拇指外翻矯正器，就可以得到很好的改善。

二、症狀若相當嚴重者：當疼痛的情形難以忍受，影響到日常生活，則需要考慮採用手術的方式和專業量身訂做的矯正鞋足弓墊來減輕疼痛不舒服的感覺，以達到骨頭重建及軟組織平衡。但手術後有可能發生傷口發炎、足部腫脹，或拇指再度外翻等併發症，所以仍需詳細評估。

三、走路提起重心來：通過腳趾用力踏出的力量，就能讓足部的橫足弓得到鍛鍊，在步行的過程中規避重心偏移，避免重量聚集在大拇指處，不會讓外翻現象發生。先自然站立，左腳

與右腳輪換做原地蹬地運動，堅持 30 秒，為接下來的重心步行法預熱。接下來，用雙手用力扶牆，雙肘成 120 度微屈，右腳向外邁出，此時左腳在踏地的同時，將身體的中心完全交給左腳，在整個過程中上半身要保持直立，堅持 1 分鐘後換腳做同樣的動作。哈佛醫學院的研究人員針對 30 歲左右長期穿高跟鞋的女性進行健康調查顯示：鞋跟的高度每增加一釐米，對腳趾的壓力會成倍地增加，拇指外翻的機率也就大大增加。

四、讓拇指普拉提：為了讓各個腳趾都更加靈活，最好掌握一套完整的足部普拉提，讓腳趾在完美的「舞蹈」中靈活起來，放鬆下來，時刻保持伸縮自如的狀態—每天泡腳後，由大拇指開始到小拇指，逐一用拇指和食指指腹按壓。

具體方法是：從根部開始，向指尖延展，在鞋中蜷縮的大拇指就會得到放鬆。最後用右手指和左腳趾相交叉，緊緊握在一起，同時轉動腳腕。換另一隻腳做同樣動作即可。

五、用「打哈欠」提高骨盆支撐力：新加坡的一項健康檢查表明，當盆骨支撐能力薄弱的時候，身體的所有重量就會施加在腳趾處，導致嚴重的拇指外翻。所以，提升盆骨承受力的最佳方法就是令其從緊張狀態中解脫出來，而簡單的打哈欠就是最佳的選擇：全身放鬆地坐在椅子上，感覺像浮在水面上一樣放鬆，慢慢張開嘴，於此同時輕抬下巴，此時張開嘴，哈欠自然呼之欲出。這樣你會感覺從口腔到脊椎，再到尾骨都有一種被拉升的感覺。每日堅持 3 分鐘，連續一個月，盆骨

的承受能力就會在潛移默化中提升。

六、吃出腹肌，分擔身體重量：腹肌可以幫助腳趾分擔身體重擔，讓你即使穿上高跟鞋也能避免疲勞。嫌鍛鍊腹肌麻煩？不會！用美食來調理亦可以達到很好的效果。早餐最佳的選擇是雞蛋和牛奶，其含量豐富的高質量卵蛋白，可為腹肌形成提供足夠的基礎，但又不會增加脂肪；午飯時分，吃些粗糧和綠葉蔬菜，其中所含有的鎂元素有助於促進腹肌的自我修復；晚餐烹飪也很有講究，不妨選擇亞麻子油和橄欖油，可以讓營養更好地被吸收，並很快轉化為能量，令腹肌更加有力量，有效地幫助雙足分擔「壓力」，健康地防止發生拇指外翻現象。

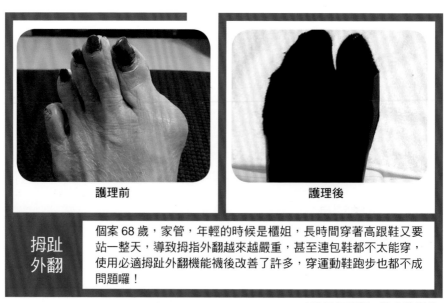

護理前　　　　　　　護理後

拇趾外翻

個案 68 歲，家管，年輕的時候是櫃姐，長時間穿著高跟鞋又要站一整天，導致拇指外翻越來越嚴重，甚至連包鞋都不太能穿，使用必適拇趾外翻機能襪後改善了許多，穿運動鞋跑步也都不成問題囉！

（手足保健師 - 粘文怡提供）

第二十七堂 腳臭的成因、問題及照顧方法

■ 腳臭的成因

腳臭是一個無害的問題，但是相當困擾的問題。然而，有時它可能也代表了隱藏的足部病。

你的腳每天都會產生很多汗水。足部的汗腺比身體的其他部位都多，這些腺體釋放汗水，幫助你身體降溫也保持皮膚的濕潤。青少年和孕婦最容易出汗，因爲他們的身體會產生激素，使他們出汗更多。一些全天都在工作的人，承受著很大的壓力，這也是一種讓他們出汗的條件。

我們的腳上自然有一些細菌，當細菌和汗液積聚，就會形成難聞的氣味。當一個人在他們的鞋子裡出汗，脫掉它們後卻無法讓它們完全乾燥才再度穿上，就非常容易產生額外的細菌。腳有沒有味道有時也影響你的人際關係，想想去朋友家拜訪不得不脫鞋的場合，總是令人十分尷尬。好消息是，腳臭的照護很方便，快捷而價廉。

■ 預防及改善腳臭

止汗劑是最方便的處方，或利用離子電滲療法的治療，通過水向你的雙腳傳導溫和的電流，以對抗過度出汗。如果一些減少腳臭的簡單措施沒有幫助，或者你擔心出汗量太高，請諮詢你的足科照護師

或家庭醫生。

其實,減少腳臭的方法就是保持雙腳乾淨整潔,關鍵是要定期和仔細地遵照這些建議:

● 使用溫和的肥皂和每天至少洗一次腳。最佳時間是在早上或晚上淋浴時。洗完後徹底擦乾腳是很重要的。腳趾之間要特別注意,任何潮濕都容易導致細菌滋生。

● 定期修剪腳趾甲。

● 用銼板去除腳上硬皮。當腳潮濕時,堅硬的皮膚變得潮濕和柔軟,就創造出一個細菌喜歡居住的地方。

● 每天至少更換一次襪子。如果您處於炎熱的環境、鍛鍊身體,或者你的雙腳可能會出汗的任何其他情況,你應該更頻繁地換襪子。至少有兩雙鞋間隔著穿,這使得每雙都有一整天可徹底地乾燥。你可以取下鞋子裡的鞋墊,幫助它們再次乾燥。濕鞋讓細菌更快地生長在你的腳上。

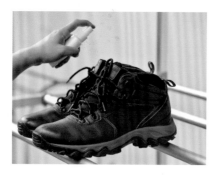
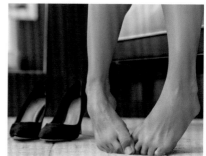

- 選擇吸汗力好的襪子，如天然纖維或運動襪製成的厚軟襪。

- 溫暖的天氣穿露趾涼鞋，並在適當的時候在室內赤腳，讓雙腳保持乾爽。

- 避免因鞋子緊繃而潮濕。

- 每天晚上用棉球在腳上塗上少量的酒精，這將有助於你的腳乾燥。

- 每天一次在腳上塗上抗菌足部噴霧劑或使用美足粉。

- 如果你需要快速減少腳臭，可以安全地將止汗劑或除臭噴霧劑塗抹在腳上。

- 嘗試各種類型的抗菌肥皂，直到找到最適合你的肥皂。

第二十八堂 香港腳的成因、問題及照顧方法

■ 香港腳的成因

俗稱「香港腳」的足部皮膚的黴菌感染在醫學上稱為「足癬」，通常長在趾間、腳掌或腳掌側面，它可能輕癢、劇癢、完全不癢。由於黴菌喜好在溫暖潮濕的環境中生長，因此是地處亞熱或熱帶地區，無人不知、無人不曉的皮膚病。

受黴菌感染的足部會出現異味、紅、癢、脫皮等一系列症狀。致病菌 90% 以上為紅色毛癬菌，其次為絮狀表皮癬菌、須癬毛癬菌等。香港腳的外觀多變，四個比較常見的型態分別是：脫皮型、糜爛型、厚皮型、水泡型，或引起其他發炎或過敏現象。

一、脫皮—趾間或腳掌常無故脫皮，有時毫無感覺，皮一層層脫落，卻不流血、不流「水」，時而以為是摩擦破皮的。

二、糜爛剝裂—脫皮至現出赤紅色「皮底」，紅底一裂開即感疼痛。

三、厚皮—此乃「陳年」香港腳之必然現象，腳底板厚、不癢、沒水泡、不糜爛。

四、水泡—患部長出小水泡，有的很深，無法擠出來。水泡愈深的愈癢。用手搓時，磨到脫皮亦無法止癢。

五、發炎或過敏—因搔抓或脫裂過度可引起紅腫、熱、痛、發炎等現象，厲害的還會引起發燒、鼠蹊部腫大、無法步行等合併症。

經常可以聽到香港腳的男性患者說：「我是當兵的時候得到香港腳的！」，女士則埋怨「我的香港腳就是臭男生傳染給我的！」不管是怎麼得到香港腳，男女老幼最大的共識應該是「為什麼我的香港腳好不了啊？」。

以下有幾點需要注意：

- 可能你得到的是汗皰疹，需要用類固醇藥膏治療，擦香港腳藥膏自然不會好。汗皰疹是一個時常發生在腳的濕疹疾病，汗皰疹與香港腳有一定程度的雷同，因此，醫師有時候需要透過顯微鏡檢查，才能分辨兩者的不同，進一步對症下藥。因此你若有腳癢、或是脫皮的困擾，請先不要一廂情願認為是香港腳。

- 當你認為香港腳痊癒了，其實還沒有，醫師給的香港腳藥膏不只用來止癢而是用來殺菌，所以務必持續擦藥，一直到皮膚外觀恢復正常再停藥，甚至部分醫師會建議你在皮膚外觀看似正常後，再多擦個 1-2 周。

- 厚皮型的香港腳，或是有伴隨灰指甲的香港腳，由於藥膏不容易滲透吸收，甚至要搭配吃藥，方能有效治療。

- 不同的治療香港腳藥膏療效也不相同，有些藥膏並不是單一抗黴菌成分的藥膏，而是同時添加了類固醇等等多種成分的複方藥膏。複方藥膏對於香港腳會產生不可預期的效果，如果使用了添加類固醇的藥膏有時反而使得香港腳更為惡化。

- 身體免疫力低落，或是糖尿病的病友，要小心伴隨香港腳而來的蜂窩性組織炎。

- 香港腳治不好，事出必有因，倘若你曾經自行購藥治療，但是效

果不彰，你不妨主動找醫師或足科照護師評估。

● 香港腳就跟感冒一樣，治得好，不過會再度感染也不讓人意外，
因此預防香港腳同樣也是一個重要的課題。

■ 預防及改善香港腳

醫生可能會依照症狀來診斷足癬。如果醫生不確定是否為黴菌感染
導致你的症狀，可能會要求進行皮膚測試。足癬經常利用氫氧化鉀
測試。醫生刮掉一小塊受感染的皮膚並將其置於氫氧化鉀中，氫氧
化鉀（KOH）破壞正常細胞，但使黴菌細胞不受影響，因此在顯微
鏡下很容易看到它們。

環境中的細菌，會藉由香港腳所產生的皮膚細微損傷，長驅直入到
深層組織，進一步產生蜂窩性組織炎，外觀會呈現出紅腫熱痛。尤
其是年紀大、抵抗力弱、糖尿病的病友們，要特別小心伴隨香港腳
而來的蜂窩性組織炎。

香港腳可能是輕微或嚴重的。有些人很快就康復，有些人則持續了
很長時間。治好惱人的香港腳，關鍵在於藥物治療或非藥性的複方
草本保健產品，按照足部保健的居家護理衛教，而且也要有長期抗
戰的心理準備，才能徹底的防止香港腳感染復發。

目前坊間也有使用 50% 的茶樹油溶液來治療足癬的替代療法，得到
不少成功案例，但使用此方法前，務必詢問過足科照護師或醫生，

了解你的膚質是否合適，否則對一些人會導致接觸性皮膚炎。

香港腳患者若併發其他趾甲問題，如前述常見問題趾甲，則務必同時需求趾甲照護。但在治療時要注意以下三件事情，才能避免不但沒醫好，反而病情更加惡化的窘況：

一、一藥到底：香港腳的症狀多且複雜，很容易跟其他足部皮膚病搞混，例如罹患水泡型香港腳，擦了以類固醇成分為主的成藥，就會覺得止癢效果奇佳；但如果屬於趾間型香港腳，勤擦類固醇，反而會讓皮膚免疫力降低，讓足部黴菌繁殖得更厲害。還有，別以為複方藥膏就是萬能，隨著療程推進，針對治療香港腳用藥組合必須跟著調整，可別以為一種藥就能解決所有香港腳問題，最好還是到專門足科單位給專業判斷，才能確定自己最適合的使用方法。

二、配方泡腳：坊間有秘方，例如用食用醋、生薑、大蒜、茶葉，甚至以香蕉煮水來泡腳。這些傳說的偏方對於治療香港腳並無作用，反而還可能刺激皮膚。例如使用濃度高的冰醋酸雖然可以殺死黴菌，不過同樣會傷害皮膚，尤其是出現水泡或潰瘍症狀的患者，甚至釀成蜂窩性組織炎。

三、症狀改善就停藥：香港腳是可以徹底根治的，但根據臨床統計，約有65%的患者在1年內就復發，主要因為患者的服藥配合度低，症狀一改善就擅自停藥，沒有完成整個用藥療程，

導致隱藏的細菌很容易再度快速繁殖而復發。有些病患則只針對出現症狀的患部塗藥，這樣的作法未必能有效治療香港腳，因爲在黴菌感染的初期，症狀有可能還沒出現，所以塗藥時，必須確實地將兩隻腳的腳掌、腳趾與趾縫完全塗抹藥膏，不要遺漏任何部位。

■ 你可以採取以下措施來預防感染香港腳：

如何預防香港腳？維持乾爽最重要！

- 每天用肥皂和水洗腳，徹底擦乾，特別是在腳趾間。
- 以 140°F（60℃）或更高水溫清洗襪子，床上用品和毛巾。
- 使用消毒濕巾或噴霧劑對你的鞋子進行消毒。
- 每天在你的腳上或鞋裡撒上抗菌粉末。
- 不要與他人分享襪子、鞋子或毛巾。
- 在公共場合淋浴，如公共游泳池周圍和其他公共場所請穿著涼鞋。穿上由透氣纖維或合成纖維製成的襪子，如棉或羊毛，可從皮膚上吸走水分。

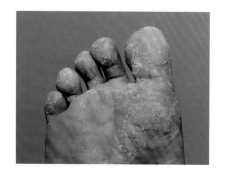
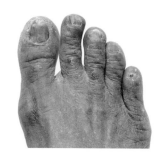

● 當你的腳出汗時換襪子。
● 兩雙鞋之間交替，每隔一天穿一雙鞋，讓你的鞋子在兩次使用之間充份晾乾。水分會使眞菌繼續生長。

總結足部正確護理的五步驟

1. 剪刀打平，與指甲呈平行，特別注意兩側指甲，避免往內修剪。

2. 每天早、晚塗抹指緣油加以按摩，切記指甲四周圍皮膚都要按摩至吸收。

3. 扳指肉，要在每一側下扳停留 30 秒後放開，每天 3-5 次，最適合的時間爲剛洗完澡後，皮膚較爲柔軟時把指縫、指面擦乾 (正在發炎、有紅腫、熱痛症狀、流組織液時勿扳，傷口好了再進行扳指肉動作)。

4. 正確的鞋型選擇，特別注意盡量穿著寬鬆的鞋子，如有鞋帶的話，務必要把鞋帶綁緊。

5. 使用專業醫療級輔助矯正軟墊，可避免指甲過度衝撞。

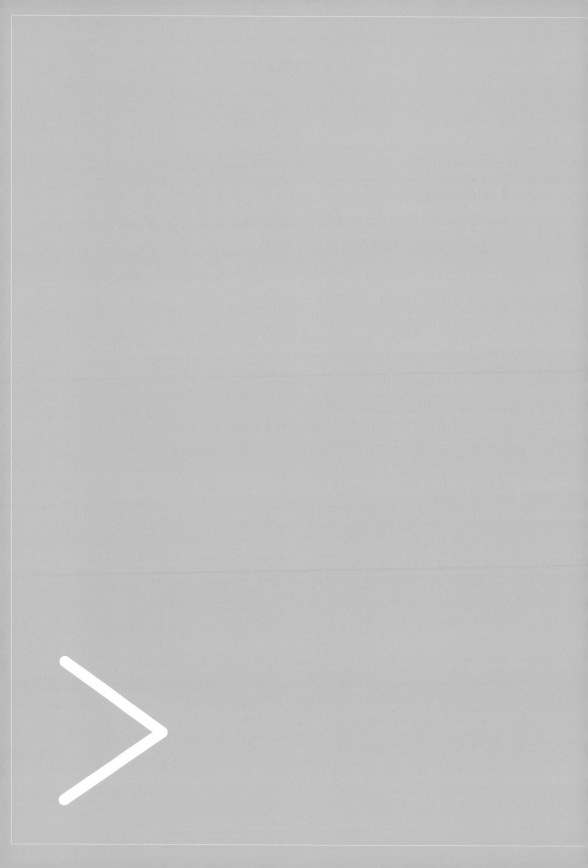

第五章
手足病學與手足護理人才培育

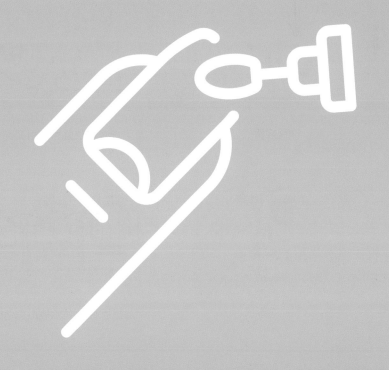

第二十九堂 足科問題何處解

　　雙腳在我們的生活中發揮著重要作用。它們保持身體的重量，站立時給予我們支撐並且使身體運動。同時，腳是許多功能性肌肉鏈的一部分，也會受到肌肉骨骼系統各個部分的影響，因此有必要好好照顧我們的腳。

　　不少人受到足底筋膜炎的困擾，造成此病症主要是因足底筋膜反覆承受細微損傷而導致的過度使用的傷害，常好發在需要長期站立行走的人，及訓練強度改變的運動員。穿著不合適的鞋子，或肥胖、扁平足、高足弓等，都有可能導致足底筋膜炎。有此症狀的民眾大都就醫院的職能治療科來解決，若患者伴隨其他足部問題如指甲斷裂、真菌感染或嵌甲問題則又會尋求皮膚科投藥，解除表面上看到的問題。

　　舉例來說，中華民國指甲彩繪美容職業工會聯合會、日本美甲協會 JNA 可以訓練出技術成熟的沙龍級美甲師，若是遇到修甲、嵌甲取出、清理傷口等項目，該歸屬於皮膚科醫療範圍。平時，非常多重視指甲健康及美觀的民眾挑選美甲沙龍做保養，但美甲的根本在於健康指甲，當客人的手足指甲出現嵌甲、捲甲、灰指甲與指甲掏空等問題時，往往束手無策。抑或老人、糖尿病患者的特殊修甲需要，但是醫院裡並沒有修甲的服務，在美甲沙龍又沒有病足的專業照護，民眾應該想問，問題甲該如何歸類？是歸屬於美甲業務？還是皮膚科醫療範疇？

有一些受到撞傷而掀甲的傷者，一到了醫院就要忍受拔指甲的第二次痛楚。然而，許多問題甲可以透過修剪、保養與矯正器協助，讓指甲得到重建，也有一些皮膚及指甲問題，未必用口服藥及藥物塗抹就能夠解決。歐美先進國家於是在 20 世紀初便有了足病學的研究，隨後陸續滿足患者及市場需要的足療中心便成立了。談到足病學與問題甲，以下簡要的說明名詞及產業上的差異。

足病學（podiatry, chiropody）及足科（podology）這些術語於 20 世紀初在美國開始使用，目前已在世界多國廣泛採用。在許多國家，足病學是一門專業，例如在澳洲獲得認可的學術課程的畢業生，可以透過澳洲足病委員會註冊為「足病醫生」，那些接受額外培訓許可的人也得以開處方或開具限制性藥物。不同國家的足病學的實踐水平和範圍各不相同。

足病醫生是指專門治療下肢特別是足部的專職醫療專業人員。這些國家的足病醫生是足部病理診斷和治療的專家，但不是利用手術方式治療。儘管 podiatrist、chiropody、podologist 的足科或手足科在中文翻譯字義是差不多，實際上有專業的差異。Podiatrist 及 chiropody 這兩個詞，指對足病及手足病醫學有特別研究，並在一定時間（美加地區是四年）擁有臨床經驗的醫學博士。美國足病醫學院課程包括許多專科如：下肢解剖學、一般人體解剖學、生理學、普通醫學、物理評估、生物化學、神經生物學、病理生理學、遺傳學和胚胎學、微生物學、組織學、藥理學、婦女健康、身體康復、運動醫學、研究倫理和法理學、

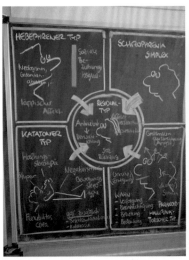

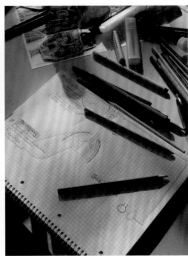

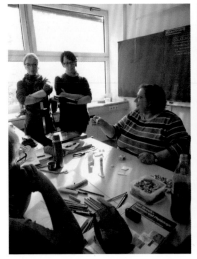

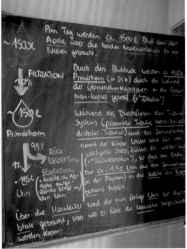

生物力學、骨科手術的一般原則等。成為足病醫生可以專注於各種領域，如外科、整形外科或公共衛生。除了這些經過認證的專業外，足病醫生還可以從事專科，如運動醫學、兒科、皮膚科、放射學、老年病學或糖尿病足部護理。在美加地區，足病醫生是唯一接受過專科醫療和外科培訓以及下肢護理的醫生。

Podologist 的學程則側重實務，在美加澳及歐洲完成學業及訓練後等於取得相等的大學學位，可直接從事對足部，踝關節疾病的研究，診斷和治療的專業人員。足病學（podology）是一門專注於解剖學、生理學、病理生理學、足部預防和治療的醫學。然而在歐洲，podology 足療中心不是醫療機構，而是專注於手足部保養及複雜檢查的全人照護單位，如德國的足科照護師 podologist，專業在分析站立和行走，關注下肢的疼痛狀況或確保腿部、腳部及指甲／趾甲的預防和修復護理。這些中心配備了診斷設備，根據檢查結果，可以為鞋子生產單獨的鞋墊，在腳趾畸形的情況下提供矯正矽膠，使腳趾恢復平放的姿態，以及設計腳／腿矯形器和矯形鞋以助患者解決問題。德國的 podology 中心還與醫學學科合作，如皮膚病學、糖尿病學、血管學、矯形術、外科學、整形外科學和兒科學。於是，這個專科在教育訓練、產業發展的完備下，提昇了患者的治療成效，也提高了手足保健師的工作安全性及社會地位。與美加的足病醫生不同的是，德國的手足保健師不具進行任何手術治療或傷口護理的資格。然而，自從德國推廣手足保健技術開始，據德國糖尿病足部護理和截肢率協會統計，德國人增加利用手足保健護理與減少截肢之間存在密切關係。

俱備百年足科照護經驗的德國，特別合適台灣提昇手足保建產業借鏡。（註）德國的鄉鎮中多有當地的手足保健中心，有別於醫療體系的照顧，手足保健中心結合了美甲、手足皮膚保養、指甲重建、病甲照護、足部健康、減壓及足健按摩等一站式服務。相較於目前台灣在皮膚科與美甲沙龍之間的照護範圍，比較無法長期主動追蹤問題足及糖尿病足的保健狀況，也缺少擅長操作矯正器、足部護具，為水皰、老繭、眞菌感染治療和教育患者的專業人士，一般大眾還不廣泛的了解手足療 podology 專業護理服務的差異。換言之，以德國為例，podology 手足療中心可滿足從皮膚科門診、職能治療及沙龍保養之間的手足科照護。尤其是糖尿病患的問題甲，有任何輕微或嚴重的足部問題時，專業的手足病照護中心，不但能讓人安心的去除腳上的老繭和硬皮，如果你指甲斷裂，也可以免去拔甲的酷刑，為你提供專業的照顧及生活建議。足療中心的照護重點是預防，也是人人都需要的「手足部健康專業」。

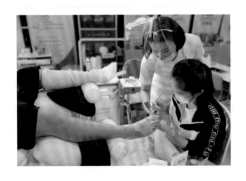

註：Theodoros Moysidis　Michel Feghaly　Erika Schäfer　Alexander Bufe　on behalf of the Initiative Chronische Wunden e.V., Germany

第三十堂 處理問題甲的技術該去哪裡學

德國要培養一位技術純熟的問題甲處理人才 「足科照護師」，基本上需要 2 年以上的時間，課程包括 2,000 小時的學科，1,000 小時的術科實習，養成過程嚴謹而扎實。有鑑於手足保健的重要，而並非每個人都有機會負笈德國學習，因此筆者將足療教育與認證體系引進台灣，付諸行動的第一步就是在 2012 年成立「中華民國手足保健教育協會」（TFEA），多年來推動「手足保健師」教育課程與專業認證，以解決專業人才培育青黃不接的問題。當民眾詢問，台灣是否有學校開辦手足保健相關科系？目前由《TFEA》、《足研所》、《衛生福利部》推動，將逐步實現「手足保健師」技術證照、產業實習、產學合作、學用合一的方向，讓足療成為一門正規的足療科學。

女力時代，很多二度就業的女性都在尋求自己的舞台，有不少人投入創業與技術門檻相對較低的美甲產業。她們很快就會發現，美甲的根本在於健康指甲，當客人的手足指甲出現嵌甲、捲甲、灰指甲與指甲掏空等問題時，往往難以處理。所以已有不少美甲師、護理人員、醫師自費參加 TFEA 開辦的手足保健初、中、高階的理論課程及技術實習。理論課程包含美甲概論、基礎護理、產品與工具認識等面向，實習則完全採用德國百年歷史手足保健器材，從各種西方草本保養品的成份及使用方法、指甲修剪技巧、甲剪甲鉗等工具的設計應用，以及指甲矯正器的研發，為足夠的專業訓練打下扎實基礎，並通過嚴格的現場考試，讓每一位學員結訓後技術與速度達到一定的水準，每一

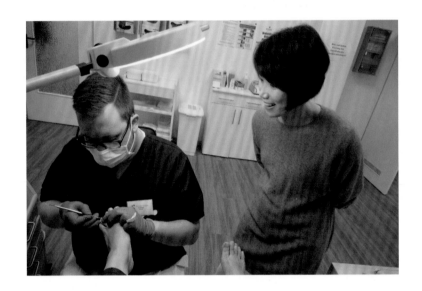

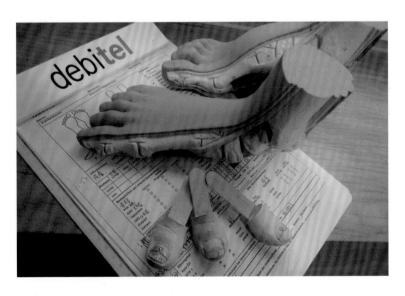

位通過考試的手足照護專業技術人才，將取得修業認證。

　　中華民國手足保健教育協會 TFEA 開辦的「手足保健基礎理論技術課程」分為初階手足保健與中階指甲重建兩大領域。「手足保健師」的初階課程都需完成學科及一定時數的實務操作練習，確實讓修業學員打好專業基礎，練好操作技術，而非將消費者當做練習對象。

　　針對皮膚科醫師、護理師等開辦的「專業人士高階研習專門科目進修課程」，以培訓「指甲重建師」及「足科照護師」為目標，將捲甲、嵌甲、灰指甲、糖尿病足、雞眼等五種問題甲規劃專項課程，讓有醫護背景的學員依需求選修指甲保健與重建的專門技術。

　　如果是以創業為前提來研習「手足保健師」者，則規劃了「創業‧經營管理課程」，將美甲概論、手足基礎護理、指甲病變、人造指甲修補等專業技法以及實務操作等，設計成 200 小時課程，提供完整培訓；

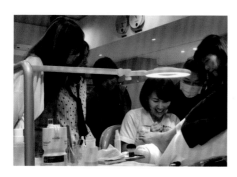 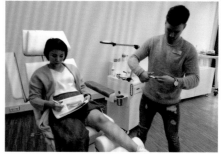

TFEA中華民國手足保健教育協會
手足保健人才培訓規劃

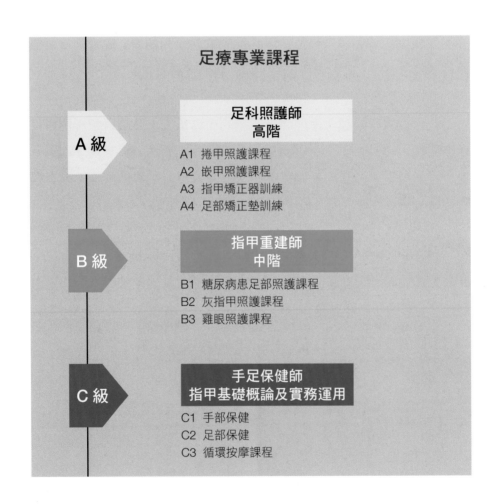

足療專業課程

A 級

足科照護師
高階

A1 捲甲照護課程
A2 嵌甲照護課程
A3 指甲矯正器訓練
A4 足部矯正墊訓練

B 級

指甲重建師
中階

B1 糖尿病患足部照護課程
B2 灰指甲照護課程
B3 雞眼照護課程

C 級

手足保健師
指甲基礎概論及實務運用

C1 手部保健
C2 足部保健
C3 循環按摩課程

市場職能區分

教學單位	證照	市場	課程等級			
足研所	足科照護師	創業	A1	A2	A3	A4
中華民國手足保健教育協會	指甲重建師	護理人員 民眾	B1	B2	B3	
中華民國手足保健教育協會	手足保健師	民眾	C1	C2	C3	

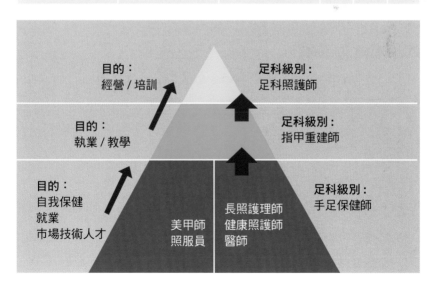

目的：
經營／培訓

足科級別：
足科照護師

目的：
執業／教學

足科級別：
指甲重建師

目的：
自我保健
就業
市場技術人才

美甲師
照服員

長照護理師
健康照護師
醫師

足科級別：
手足保健師

⬆ 按部就班完成課程及實習時數　　⬆ 專業醫療人員的相關專項學科可抵扣本課程學分

若專業醫護人員想全方位深入研習「指甲重建師」者,則必須再完成 108 小時,融合五大問題甲的「足部健康照顧全方位菁英研習課程」。

■TFEA 中華民國手足保健教育協會修業專項

●皮膚和指甲

所有皮膚和指甲問題是需要時間來照顧的,足科照護師不僅要認識及辨識皮膚和指甲問題,也必須懂得照顧及護理使指甲健康和強韌,而且大多數的指甲保養保健到矯正,都是無痛的。

這些護理知識及技巧包含:解決被感染的黴菌和增厚的指甲。照顧及護理的具體項目包括:皮膚惱人問題的特殊處理、角化過度症(去除過多的角質和老繭)、脫皮、脫屑、雞眼等。

●兒童及老人足部護理

孩子會因為腳部和腿部疼痛或疲倦而退出日常活動和運動,因此,讓各年齡階段的孩子順利運動並保持活躍,要從評估和診斷影響兒童腳和腿的狀況開始,並指導年輕患者恢復他們喜歡的正常活動!

老人的足部護理在協助其恢復活動力,這對健康老化的過程至關重要。足科照護師要認識到:糖尿病會增加老人併發周邊感覺神經病變及血管病變之機率,因此導致足部問題之惡化及增加罹患足部潰瘍之危險。一旦罹患足部潰瘍,糖尿病老人截肢率高,為避免足部問題影響糖尿病老人之生活品質及導致下肢截肢,所以必須針對糖尿病老人足部加強護理技能,及修習足部檢查要點的

評估等學程及實習。

宣導及教育糖尿病患者，重視足部的觀察與檢查的積極工作，是預防更勝於治療的 !!

● 手足照護衛教

足科照護師的專業是解決指甲問題和足部問題，問題甲包含：捲甲、嵌甲、甲溝炎、灰指甲及指甲與甲床分離或掏空；皮膚問題包含：雞眼、糖尿病足…等。除了處理民眾急性或長期的症狀外，必須正確針對每個人的問題進行衛教，教導民眾及患者如何配合居家護理，避免發生或降低發生率。

同時對不符合腳型及人體工學的鞋子，或肥胖引起的足部問題等進行衛教及評估，並提供專業服務的建議！

● 正確知識宣導

提供衛教給需要的機關及民眾，從是否正確修剪指甲，保養建議，為有需求者制定護理目標的近期 / 中期 / 長期計劃和教育，讓平時就要有效保健的資訊普及化。

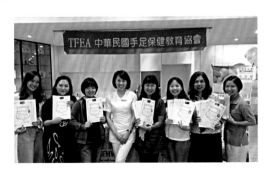

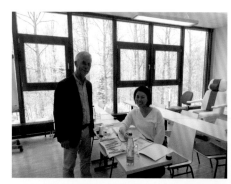
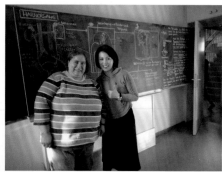

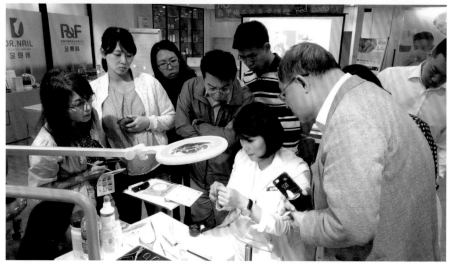

第三十一堂 德國足療學校

在手足保健領域，歷經百年進化的德國「足療」已經形成完整的體系，從足療學校到認證制度都相當齊備。除了專業的足療師培訓課程，工具配備的開發設計就像牙科的齒列矯正、牙周病護理一般，重視患者的舒適度與避免引發照護師的職業傷害！德國的足療學校入學、進修並無限制，各行各業只要有興趣都可以自費上課，課程分別有一個月、兩個月短期研習，以及兩年考照班（學科 2,000 小時、實作 1,000 小時）。

■ 給予有心想去德國研修足療的朋友兩點參考：

1. 基本德語能力是必要的，才能應付相當專業的全德語課程。
2. 在台灣修習五大課程：包含捲甲、嵌甲、灰指甲、糖尿病足與雞眼照護。這是預習的概念，有利於快速理解五大類問題甲在德國的更多護理新知。

TFEA 提供代辦德國足療學校入學、進修、考照等事宜，至於 1,000 小時實作，學員在足研所營業現場實習時數可納入計算！即使已經取得海外認證，足療領域日新月異，不斷有新療法、新技術、新工具、新器材與新的保養品、保健品出現，鑑於市場的需求，TFEA 會不定期推出「在職複訓」課程，為已在市場上服務的「三師」～「手足保健師」、「指甲重建師」、「足科照護師」擁有充電的機會，保持在技術與專業的最前線。

第三十二堂 歐美足病醫師 / 手足照護中心的常見服務項目

■ 疼痛治療

腳是你的身體和地面之間的第一個接觸點。它們在一生中經歷了大量的磨損，因此會出現各種問題，如：

● 長期足部疼痛和炎症：了解腳、腿和身體移動的方式，甚至是你穿鞋的結果。

● 指甲問題：向內生長的腳趾甲、真菌感染和異常指甲生長，需要專家修剪。

● 脛痛症候群：脛骨區域疼痛或劇烈局部疼痛，需要治療以減輕慢性疼痛。

● 糖尿病：糖尿病可導致腳的循環不佳，神經感覺和治療的困難。

● 雞眼和老繭：反覆摩擦形成腳上的硬化皮膚層導致不適。

● 孩子的腳：依生活習慣檢查潛在或已形成的問題，透過治療及護理，避免影響到成年期增長。

■ 足部矯正

足部矯正輔具是設計用於支撐、對準或改善足部功能的鞋墊。矯正墊需要處方，根據你的個人需求和生物力學，包含你的身體移動方式來訂製。矯正墊應可舒適地貼合鞋內。

針對運動人士的處方矯正墊，主要在協助提高運動員的表現。若任何患有慢性足病或下肢疾病的人，使用矯正墊可增加活動力或獨立性，因此足病醫生可根據每個人生物力學、鞋類、職業和生活方式的因素，為每個人開出適合特定個人的矯正墊處方，有效減輕壓力和摩擦保護。

■ 體外衝擊波治療

衝擊波療法（ESWT）是一種漸進式治療選擇，用於幫助治療影響身體各部位的慢性病。ESWT的臨床應用於1982年首次引入泌尿外科，隨後，發現ESWT成骨反應並改善骨折癒合，臨床多用於上肢和下肢肌腱病、筋膜炎和軟組織病症上。可消散組織中的疼痛部位，同時，衝擊波能量能促進骨骼、肌腱和其他軟組織的再生和修復過程。衝擊波治療是非侵入性的，在最初的10秒左右可能會感到輕微的不適，如麻木或壓力，但大多數患者會在治療後立即減輕疼痛。

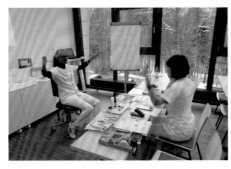
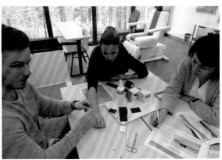

■ 跑步培訓及康復

歐美的足病醫生會透過不同的評估科學，分析評估你的跑步姿勢。這項技術有助於解決立即傷害的特定因素，降低未來受傷的風險並提高跑步效率，包括減少疲勞和提高速度的部分。

■ 脊骨治療

脊骨治療（Foot Mobilisation Therapy）是一種「手動」治療，利用獨特的手法和操作技術來治療足部問題，加強新陳代謝和舒緩僵硬的關節。

FMT 的工作原理在於，當關節和組織處於「正確的位置」時，它們的效果最佳，因此改善足部關節的活動性和步態健康，從而使肌肉能夠更有效地在這些關節周圍工作，改善關節、肌肉的運動，減輕疼痛。

■ 運動傷害

當人們受到運動傷害，身體便無法施展應有的活動能力。足病醫生經過培訓，可以治療各種運動損傷。無論是急性傷害、經常性傷害，還是多年前發生似乎不會消失的傷勢，都是主要的改善目標。重要的是，在無法適當的處理傷勢時，會轉介給更合適的醫療保健從業者。

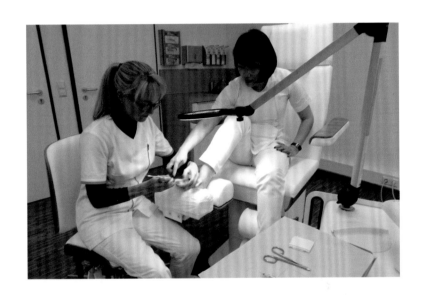

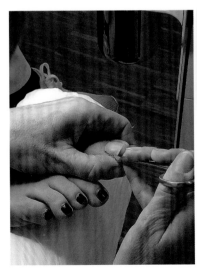

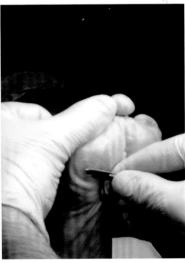

■針療

針療已經存在了幾個世紀。這一種治療形式，從皮膚插入細針至過度勞累的肌肉區域，稱爲觸發點，減少這些觸發點的緊密度，通常可以減輕疼痛並恢復適當的軟組織功能。

針療與針灸不同的是，針療試圖從肌肉的結和壓力點釋放緊張，而針灸旨在釋放腦內啡並影響神經系統。

■糖尿病患者足部照護

長時間血糖升高對神經有害。最長的神經受影響最大—這就是導致腳的神經受傷的開始。麻木、刺痛、疼痛、溫度和觸覺退化，以致神經損傷嚴重限制了足部的功能和負荷能力，血液循環不良，組織沒有充分供應氧氣，減少汗液產生也會導致皮膚乾燥和缺陷，如眼淚、瘀傷、指甲變化和疾病。改變的骨骼營養和足部形狀也使得腳非常容易受到感染和足部潰瘍的影響。簡而言之，人們談到「糖尿病足」就需要特別的照顧。

足病醫生進行的糖尿病足評估有助於及早發現任何變化，在問題形成之前，提供意見採取預防措施，例如爲糖尿病患做雙腳的健康檢查，分析其血液循環和感覺，了解鞋類和步態等。具備足科訓練的糖尿病專家、問題甲照護師、足科醫師，能協助提供糖尿病足矯正鞋墊，正確護理和用藥來控制並治癒糖尿病足潰瘍。

第三十三堂 認證機構，國家證照的前景

　　隨著手足保健需求浮出檯面，目前坊間手足保健市場日趨成熟，不僅美甲店家紛紛推出手足保健服務，相關培訓單位也是百家爭鳴，競相開辦課程與認證。面對這股手足保健的民間單位認證潮，讓人欣慰手足保健獲得政府及國人的重視，但更需要主管單位的把關及輔導，畢竟手足保健是極為專業的技術服務，受訓時數達到修業標準便取得認證資格，而不要求相對的操作實習時數，所認證的學員在實作技術與經驗完全不足的狀況下，只能靠自己在營業現場慢慢摸索、累積，消費者儼然成為磨練技術的對象，風險可謂不低。

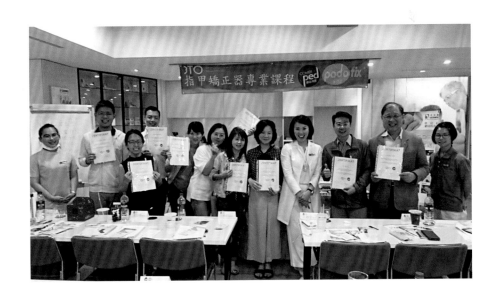

推動立法讓手足保健師、指甲重建師、足科照護師認證納入國家考試，實為當務之急。既然有心推動立法，就必須讓國家認可手足保健與指甲重建確有其專業，而民眾也極為需要此類服務，手足保健師與指甲重建師之認證，方可躋身國家考試之列，並由國家頒發執照。但立法之路艱困難行，主要在於目前從業人員數量有限，在市場上影響力不足，難以達到立法管理的門檻。

　　儘管民間需求殷切，但政府也有其把關之責，面對這條可能長達十數年的漫漫立法路，筆者仍抱持樂觀的心態，衷心希望 TFEA 未來能在政府相關單位輔導下，依法令與政府機關主管單位協同持續培育專業技術人才，訂定教考用制度並辦理全國「手足保健師」、「指甲

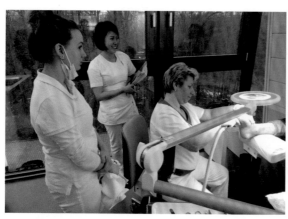
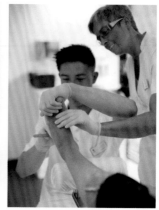

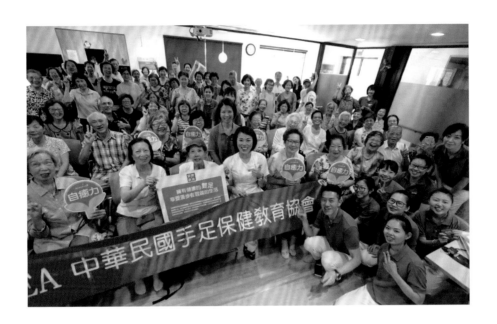

重建師」、「足科照護師」資格審查，促使全國手足保健相關事業團體或個人加入協會，促進全國手足保健事業發展。

　　很多年輕朋友思忖國內的國家證照考試還遙遙無期，不如趁年輕去海外拿證照。TFEA 代辦赴海外足療學校進修、入學、考照，也為有心往這條路發展的朋友提供諮詢。

■手足照護師之缺，長照政策的隱藏版缺口

腳部健康是影響活動能力退化老化的重要因素之一，面對老年化社會的到來，放任或不理會足部及指甲問題，一旦造成活動力受限，或變成永久性創傷，甚至會影響工作、家庭與家人。

銀髮族難以彎腰、視力衰退，使得手足保健成為最日常的難題，尤其腳指甲普遍較厚，即使並非灰指甲也難以修剪，需要家人或街頭巷尾的修甲小姐幫助修剪。如果消毒不完全、修剪不當或剪出傷口，就有引發感染的風險，嚴重時還會引起蜂窩性組織炎，都是棘手又受罪的後患！再加上問題甲並非老人的專利，女性上班族、運動員、櫃姐、喜好運動的青少年等，都有可能發生捲甲、嵌甲、灰指甲等問題，也都需要具有專業技術的手足保健師、指甲重建師來協助解決。

既然指甲保健與長者的日常生活息息相關，手指甲尚可自己修剪，腳指甲因老人彎腰不易多靠家人、親友、鄰居協助，可是老人家的腳指甲既厚且硬還多有灰指甲，若工具與技術不夠專業往往難以修剪，甚至剪出傷口，而且灰指甲若不處理會愈來愈厚，穿鞋時會造成壓痛影響老人行走，這些問題都有賴專業足科照護師解決。受過專業課程訓練的足科照護師不只會修剪灰指甲，還能迅速判斷各種問題甲，在最短時間找出正確修剪之道，並提供剪後保養方式以杜絕復發的衛教。

台灣已是高齡社會，政府大力推動長照政策，內容包山包海盡力求全，於是乎與長者切身的指甲照護服務，正積極列入照服員訓練課。

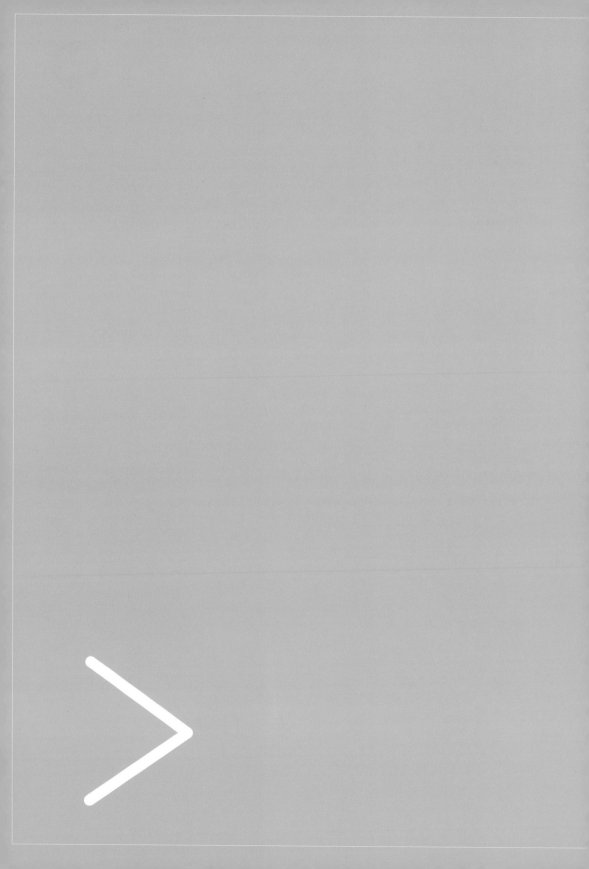

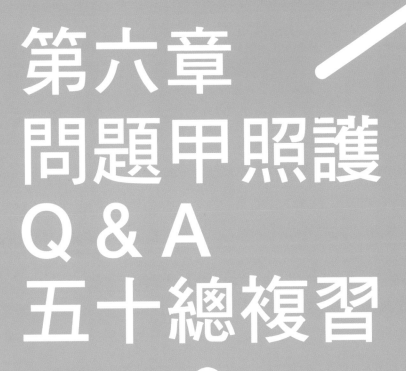

第六章
問題甲照護
Q & A
五十總複習

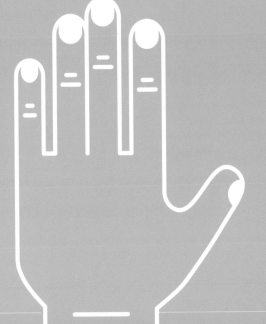

第三十四堂 一般性問題

Q1. 美甲店會幫忙處理灰指甲、捲甲、嵌甲嗎？

美甲店受限於技術與專業，基本上只能做到修剪，例如碰到灰指甲時，僅能將灰指甲剪短並把變厚的部分刮薄而已；碰到捲甲問題，僅能做到將指甲剪短，無法更進一步讓指甲回復平整；碰到嵌甲問題也只能把嵌到肉裡的指甲剪除，減輕當下疼痛，但是指甲等長出來後可能會嵌得更深、更痛，並沒有辦法根本解決嵌甲問題。

Q2. 灰指甲、捲甲、嵌甲(凍甲)是否拔指甲就會好？

有灰指甲、捲甲與嵌甲問題的朋友，一般而言並不會主動就醫，除非紅腫發炎會痛，或者穿鞋、走路會壓痛，對日常生活造成不便，才會去皮膚科診所求醫。皮膚科會根據狀況讓患者擦藥、吃藥，實在不行就會建議拔指甲，等新指甲長出來就會好一點。但建議你保持冷靜勿衝動地拔指甲，你其實有其他的選擇！不妨待急性症狀緩解後，請指甲重建師或足科照護師評估是否有機會進行指甲重建，如果評估結果不行，再去皮膚科也還不遲。

Q3. 為什麼勸大家拔指甲前務必三思？

因為拔指甲很可能會破壞指甲生長點，有時甲床出現傷口而其癒合組織會影響指甲外觀，即使長出來的新指甲也不一定如你所願。

Q4. 問題甲都是因為穿鞋子穿不對嗎？

長期穿高跟鞋、尖頭鞋，以及鞋子不合腳的朋友，發生問題甲～捲甲、嵌甲的機率確實比較高。如果皮鞋內部又不常清理、消毒、保持乾燥，很可能成為黴菌的溫床，感染灰指甲的機率大幅增加。

Q5. 指甲邊緣有翹起的死皮到底該不該撕？

最好不要喔！撕掉死皮該處肌膚會紅紅的，如果等閒視之，一旦被細菌入侵很可能引起紅腫熱痛的發炎現象，嚴重時會還會引發蜂窩性組織炎，事情就嚴重了。建議最好使用消毒過的甲剪（直型剪指甲專用小剪刀）剪除。指甲周邊出現翹起的死皮，主要是因為皮膚太過乾燥，建議平常應擦護手霜給予滋潤，可以有效減少翹起死皮冒出頭。

Q6. 在沙龍做指甲保養或美甲時，要不要把甘皮剪掉？

甘皮的角質層可保護指甲和指甲周圍的皮膚免受感染。剪掉甘皮後，細菌和黴菌容易進入內部，導致感染。儘管有這些指導原則，大多數美甲沙龍仍在繼續修剪甘皮。他們認為這有助於提高指甲的拋光效果並延長凝膠指甲的使用壽命。

不論如何，不要讓他們在下一次修指甲時剪掉甘皮，而是請你的美甲師或照護人員將它推回去，只需修剪破裂分岔的皮膚和指甲。

第三十五堂 好發的嵌甲 / 甲溝炎

Q7. 坊間、市場、老社區常可看到「修凍甲」，OK 嗎？

市場、騎樓、街頭巷尾的美甲店，有許多「修凍甲」的招牌，技術方面可能都還 OK，但是關鍵在於消毒。修剪嵌甲（凍甲）多少會有傷口，有的細微到肉眼只看到紅紅的，如果師傅（或小姐）使用的器械只簡單地噴酒精就當作消毒，這樣根本不夠，若沒處理好很可能引發感染，甚至出現蜂窩性組織炎，那就不好辦了！

Q8. 治療甲溝炎光擦藥有用嗎？

甲溝炎不光是表面上發炎那麼簡單，究其原因乃是指甲嵌到肉裡，長期摩擦導致破皮出現傷口，細菌感染引起發炎，腳趾頭會紅腫熱痛等現象，嚴重時甚至長出肉芽，令人一步一腳痛，舉步維艱。所以若只是擦藥，紅腫熱痛的發炎現象雖得以緩解，可是作怪的「嵌甲」不解決，甲溝炎就會不斷反覆發作，讓你痛苦不堪。

Q9. 嵌甲只要把嵌進肉裡的指甲剪掉就不痛了吧？

NO，嵌甲的主因是指甲不正確的修剪，使得指甲往肉裡長，光是把嵌到肉裡的指甲剪掉，就像被箭射中只把露在外面的箭桿鋸掉，箭傷就會好嗎？當然不會。所以重點是讓指甲回到正常生長的位置，必要時還需要矯正器協助。由於每個人指甲狀況與嚴重程度不一，要實際諮詢過後才能擬定適切的護理方案。

Q10. 嵌甲是否改穿寬楦頭的皮鞋或涼鞋就會改善？

不一定，不合腳的鞋型只是造成嵌甲的原因之一，有些朋友是因為不正確的剪甲方式引起，所以最好向足科照護師諮詢，透過專業觀察與評估，提供有效的改善與護理提案。

Q11. 富貴手會不會引發甲溝炎？

富貴手是手部的慢性濕疹，可能因為脫皮、水泡等造成手部皮膚完整性不佳，遭受細菌感染引發甲溝炎。富貴手成因除了經常接觸水、化學藥劑之外，免疫系統不佳也是發病的重要原因之一。建議大家操持家務或工作時戴手套保護雙手，雙手保持乾淨，洗手後要徹底擦乾雙手(含指縫、甲縫)還要擦護手霜，以正確方式修剪指甲，這樣就可以將富貴手、甲溝炎現身的機率大大降低。此外，如何提升免疫力？建議大家時時保持愉悦的心情、作息正常、營養均衡，對於免疫力提升頗有助益。

Q12. 富貴手只要勤抹護手霜就會好嗎？

要治好富貴手這樣頑固、反覆的濕疹，勤抹護手霜只是保養的環節之一，舉凡以正確方式修剪指甲、洗手後將雙手徹底擦乾、碰水碰土碰化學藥劑時戴手套保護，還有強化免疫系統都有助於改善富貴手症狀。

Q13. 有甲溝炎的朋友是不是比較容易罹患香港腳？有香港腳的朋友是不是比較容易罹患甲溝炎？

甲溝炎患者會因為指甲較脆弱與周遭皮膚完整性不佳等原因，讓細菌有機可趁而感染嵌甲傷口引發甲溝炎；如果入侵的是黴菌，若感染在足部皮膚就會引起香港腳（足癬）。

第三十六堂 捲甲篇

Q14. 捲甲是否改穿寬楦頭的皮鞋或涼鞋就會改善？

不一定，不合腳的鞋型只是造成捲甲的原因之一，有些朋友是因為天生骨骼較窄或是體重太重或是生病，所以最好向足科照護師諮詢，透過專業觀察與評估，提供有效的改善與護理提案。

Q15. 捲甲是因為體重太重嗎？

體重過重的朋友，腳部承受壓力過大，且腳趾頭肉較肥厚，容易發生肉包甲的捲甲，嚴重到嵌甲 (甲溝炎) 都有可能。

Q16. 捲甲怎麼修剪？

捲甲嚴重時很難自行修剪，建議諮詢足科照護師，確認狀況後由專業的技術人員來修剪比較安全。

Q17. 捲甲一定要拔指甲嗎？

拔指甲是用盡所有方式都無效的最後方案，但拔指甲不一定能夠迎來健康平整的新生指甲。拔指甲若傷到指甲生長點，長出來的指甲會有瑕疵，而且捲甲的成因有天生、創傷、工作、肥胖與穿鞋不合適等原因，建議找足科照護師進行觀察與評估，找出捲甲的原因再進行修剪、矯正，同時提供衛教建議，從問題根本源頭來處理捲甲，大幅降低復發機率。

第三十七堂 灰指甲篇

Q18. 灰指甲不理它應該只是難看，不會更壞吧？

灰指甲會隨著黴菌不斷肆虐，變得越來越鬆、厚、軟、脆，儘管甲面外表看來尚稱完整，但裡面都被黴菌侵蝕成鬆厚帶臭味的潮濕灰粉。若置之不理，穿鞋時鬆厚的指甲會產生壓痛，走路受到影響。此外，指甲周邊皮膚因乾燥粗糙，產生大量皮屑、皮垢，這些都是黴菌最愛的美味大餐，會讓灰指甲愈來愈嚴重。

Q19. 灰指甲是傳染來的嗎？

灰指甲並沒有想像中那麼容易得到，必須宿主、感染源與感染途徑三者吻合，才會中獎。

灰指甲傳染途徑

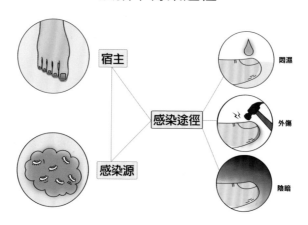

Q20. 為什麼醫生開治療灰指甲的藥劑前，會要求患者先去驗肝功能？可是有的醫生又說不用？

治療灰指甲，口服藥物是效果較佳，但這類藥物主要由肝臟代謝，因此醫生多會請患者先去驗肝功能，若肝功能不佳則不適合使用。

Q21. 為什麼口服的灰指甲治療藥劑要吃三個月？

藥物治療灰指甲，因為腳趾甲長得較慢，務必遵照醫師囑咐服藥至少3 個月，完成整個療程才看得出效果，切勿自行停藥，以免黴菌敗部復活，讓治療功虧一簣。

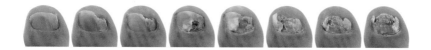

灰指甲的惡化狀況

Q22. 為什麼使用治療灰指甲噴劑噴了一、兩個月都沒用？

許多朋友採用市售治療灰指甲的外用藥物 (噴劑、指甲油劑型)，但指甲較厚影響藥效滲透。建議先以銼板將受感染的灰指甲磨掉，噴酒精消毒後再噴或塗抹外用藥劑，這樣效果比較好。黴菌是頑強的敵人，用藥必須持之以恆，因為指甲生長速度關係 (手指甲 4-6 個月、腳趾甲6-8 個月)，至少要確實用藥 3-6 個月，切勿任意中斷，才有機會戰勝黴菌，找回健康的指甲。若自行操作磨甲有難度，建議由專業的足科照護師為你服務。

Q23. 孕婦可以用治療灰指甲的噴劑嗎？

市面上有許多治療灰指甲的外用噴劑，懷孕期間若要使用這些非處方抗真菌藥物，建議先向醫生諮詢。灰指甲進程相當緩慢，或許可以待生產後再尋求治療，不必急於一時。

Q24. 灰指甲治療好了就能斷根嗎？

灰指甲是很頑固的毛病，不僅黴菌難纏，當事人的衛生習慣、穿鞋選擇也都有關鍵性影響。若要根治灰指甲，建議做到以下幾點：

● 悉心配合護理，不要任意中斷療程。

● 與指甲重建師進行諮詢，擬定完整的護理方案，每隔 2-3 周定期由指甲重建師修剪、清理、保養。專業指甲重建師會將受黴菌感染的指甲刮除，搭配「指甲三寶」在指甲上形成暫時性防護罩，將剩餘健康的指甲保護起來；點養甲液／筆滋養指甲使其快快生長、變壯、變健康；在指甲周邊抹指緣油，滋潤、軟化皮膚以減少皮屑、皮垢、厚繭等黴菌食物供給，讓黴菌生長速度變慢。

● 回到家也要持續一日兩次使用「指甲三寶」～早上出門穿鞋前防護一遍，晚上洗完澡將腳徹底擦乾後再保養一遍。

● 皮鞋要選適合的款式，楦頭勿太緊，鞋帶要綁緊，多雙鞋換著穿，鞋子穿完要噴消毒劑。

Q25. 灰指甲治療失敗了怎麼辦？

失敗的原因大多是半途而廢，所以持續落實是戰勝灰指甲的關鍵。

Q26. 有甲溝炎的朋友是否更容易得到灰指甲？

甲溝炎是因為嵌甲出現傷口，引起細菌感染所致。患者會因為指甲弱化與周遭組織的缺損，較容易感染黴菌罹患灰指甲。

第三十八堂 雞眼篇

Q27. 雞眼自己弄掉就好了，幹嘛花錢給人弄？

「雞眼」是因腳部皮膚乾燥，走路時因鞋子過緊、經常負重、步態不均衡平穩，還有拇指外翻與小指內翻處，都會導致某些特定部位受力摩擦，激起皮膚的防禦機制～角質層過度增生。若壓力摩擦持續存在便會一直刺激，使得增生角質層變硬、變厚、愈長愈深～核心呈半透明圓錐形，一經外力壓迫便會穿透組織刺激骨膜而發生劇烈疼痛。雞眼是外力壓迫形成，若問題根源無法改善就會反覆發作。

很多人自己剪除雞眼，但一不小心很容易剪出傷口，若感染發炎就不好了。建議交由專業的指甲重建師處理，器械消毒完善且技巧純熟，不會傷害皮膚完整性。同時，指甲重建師也會觀察長雞眼的原因，提供改善建議與相關衛生教育，與你一起努力讓雞眼不再復發。

Q28. 糖尿病患者若長雞眼怎麼辦？

針對糖尿病足的保健產品愈來愈完善，有專業的敷料聰明到只會軟化表皮層，再使用特製的安全刮刀刮除，可以刮除雞眼、厚繭卻不會傷到真皮層產生傷口，非常安全。

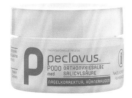

peclavus 佩克拉絲雞眼軟化膏 產品範例：含有水楊酸和尿素，具有角質、雞眼軟化的效果，使龜裂肌膚柔軟有彈性。該軟膏具有再生作用，可防止皮膚過敏，並透過羊毛蠟和尿囊素帶來持續的滋養效果。
使用方式：可使用浮石或搓板適度磨平雞眼或硬繭，在敷上雞眼軟化膏。

第三十九堂 運動愛好者困擾篇

Q29. 跑步相關運動 (超馬、鐵人三項、登山、極限運動等) 最常出現的足部與指甲問題？

香港腳、黑指甲、厚繭、嵌甲、指甲脫落、足底筋膜炎等。

Q30. 跑步者腳底容易磨出整片的胼胝（厚繭），該如何預防？

建議可以使用專門墊在蹠骨下方的減壓墊（蹠骨墊），可以減輕蹠骨壓力，減少胼胝生成。

Q31. 跑步者的腳指甲該怎麼保養？

指甲過長是指甲水泡、黑指甲的元凶，所以運動員必須以正確方式定期修剪指甲～不要剪太短，長度與指腹平齊，形狀以方圓型為佳，可有效預防嵌甲。

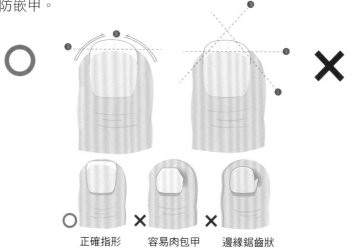

正確指形　　　　容易肉包甲　　　邊緣鋸齒狀

Q32. 為什麼跑步者的腳指甲下方或指尖容易起水泡？

腳趾頭雖然有運動襪與跑鞋保護，但過長的腳趾甲在漫長的跑步途中仍有可能整個掀掉，或因邊緣不平整而勾到或磨破襪子，引起指甲瘀血變黑，甚至在下坡路段造成指甲斷裂；若運動鞋頭較短或較低，指甲過長也很容易壓迫。建議定期以正確方式修剪指甲，同時剪完指甲最好再以銼板由上往指甲前方拉，將邊緣磨平順並為指甲拋光，以手指滑過不感卡卡為佳，這樣可有效避免指甲勾到或磨破襪子。

Q33. 參加跑步前發現某個腳趾頭的指甲已經有點狀況，該如何防護？

建議為那個指甲出狀況的腳趾頭套上指套～最好外層是布質、內層是矽膠，對外仍保有摩擦力，對內則有減壓保護之效。

Q34. 跑者發生黑指甲怎麼辦？

黑指甲即「指甲下血腫」，是因為跑步時腳趾頭不斷撞擊，導致指甲下血腫。此外，腳指甲過長也是原因之一。預防辦法是正確修剪指甲，還有穿著鞋頭較寬、鞋子長度足夠的球鞋。

Q35. 跑步者發生嵌甲(甲溝炎)，該如何處理？

嵌甲通常是因為指甲修剪方式不正確，剪得過短以致指甲嵌到肉裡去。若嵌甲處沒有傷口，大約只會比較敏感、紅腫，不小心碰到會有壓痛。若不處理，跑步時踢到或被其他跑者踩到，都有可能嵌甲戳破皮膚出現傷口。跑步者的腳經常在運動襪、運動鞋裡大量流汗，這種溫暖潮

濕的環境裡最容易滋生細菌，一但傷口受到細菌感染就會演變成甲溝炎，出現紅腫熱痛的發炎現象。這時必須先請足科照護師或醫生為其消炎，待症狀緩解之後才能進一步解決嵌甲的問題。

有經驗的跑者會自行修剪處理嵌甲，若你沒把握，可以向專業的足科照護師諮詢並為你擬定護理計畫，包括修剪嵌甲還有找出原因～鞋款不適合？步態不均衡？指甲修剪方式不正確？找出原因後評估是否需要指甲矯正，同時提供正確的嵌甲防治衛教，讓你回到家也能自行保養照顧，將復發的機率降到最低。

Q36. 跑步者有灰指甲該怎麼處理？

灰指甲是黴菌感染，大多是因為指甲受到外傷、足部肌膚完整性不佳，引發黴菌感染所致。一般灰指甲不痛不癢只是不美觀，會想要積極處理通常是因為灰指甲變得鬆、厚、脆，穿跑鞋時會產生壓痛直接影響跑步，這才想要治療。要治療灰指甲必須極有耐性地持續擦藥，並保持良好的足部衛生習慣，穿吸濕排汗的襪子與乾爽通風的運動鞋。建議向專業的足科照護師諮詢，提出最佳護理方案，攜手打一場趕走灰指甲黴菌的戰爭。

治療灰指甲第一步是將指甲受黴菌感染的部位刮除，搭配「指甲三寶」使用，直到黴菌感染部位日漸縮小終至完全剪除、生出健康的新指甲才算治療完成。但足部的衛生習慣仍要持續保持～洗完澡要將腳趾間與指甲縫徹底擦乾，每天兩次使用「指甲三寶」，這樣才不會再給黴

菌可乘之機。

若是在家自行處理可用銼板將變色、變厚的灰指甲磨薄，再擦上市售的治療灰指甲藥劑，記得要完成整套療程，不可半途而廢，否則黴菌不會消除。同時也要養成良好的衛生習慣～洗完澡要將腳趾間與指甲縫徹底擦乾，每天兩次使用「指甲三寶」，選購五趾襪，這樣才能將黴菌驅逐出境。

Q37. 跑步者的大腳趾常發生關節問題，該如何保護？

首先當然是注意挑選合適的跑步鞋款，長度、寬度與鞋底硬度都要足夠。建議在前腳掌下使用矽膠墊，有效降低大腳趾關節的壓迫力道，也讓步伐更加穩健。平常請多讓雙腳休息、多用溫水泡腳、多為腳部按摩，是為足部保養之道。

Q.38 跑步者的小腳趾常會磨出雞眼，該如何保護？

指套不僅在指甲有狀況時使用，也可預防性套在容易摩擦生出厚皮、硬繭、雞眼或瘀青的部位，目前市面上有各種尺寸的指套，可挑選合適的指套保護小腳趾喔！必須穿著高跟鞋久站的工作者，如空姐、櫃姐等，也很適合使用小腳趾指套來預防雞眼。

Q39. 跑步者必備的護腳護甲道具有哪些？

通常分為家用、練跑與比賽三種不同狀況：

● 家用：甲剪、甲鉗、磨腳皮的銼板、磨指甲的搓板、腳霜、美足粉、

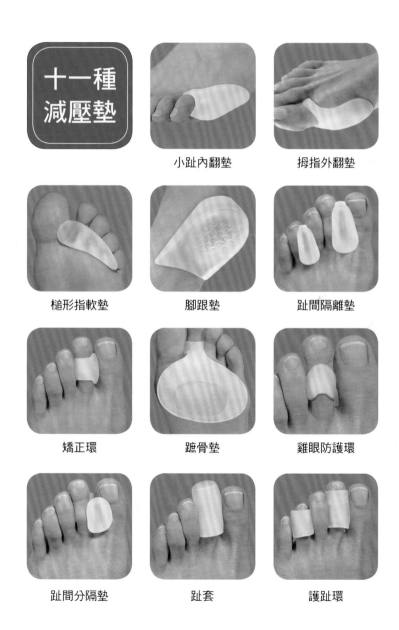

十一種
減壓墊

小趾內翻墊

拇指外翻墊

槌形指軟墊

腳跟墊

趾間隔離墊

矯正環

蹠骨墊

雞眼防護環

趾間分隔墊

趾套

護趾環

消炎藥膏等。

● 練跑：棉花棒、酒精棉片、衛生紙、膠布、剪刀、美足粉、潤滑劑、
　矽膠墊等。

● 比賽：剪刀、甲剪、甲鉗、磨腳皮的銼板、磨指甲的搓板、足粉、
　潤滑劑、膠布、彈性繃帶、酒精棉片、乾洗手（殺菌液）、
　一次性乳膠手套、消炎藥膏、碘酒、矽膠墊、小毛巾、乾淨
　的備用襪、塑膠袋等。

Q40. 女性馬拉松跑者有沒有必要削腳皮？

建議定期削腳皮。削腳皮主要是把多餘的硬皮、厚繭削除，以免厚繭
底下藏著超疼痛的深層水泡。

Q41. 女跑者跑出醜醜的黑指甲怎麼辦？

如果想要遮蓋黑指甲可做人工指甲，只是穿楦頭較扁的鞋款容易壓腳。
當指甲推生容易發生黑指甲，而且還會因為被遮住而看不見。短暫時
間可行，但不建議長期久戴。

Q42. 跑步者如何避免雞眼一再復發？

建議使用減壓指套，套在容易發生雞眼的腳趾頭部位，吸收跑步帶來
的衝擊力，有效降低雞眼形成。此外，跑步者不妨挑選鞋頭較寬鬆的
跑鞋款式，或是學習新的綁鞋帶方式，例如前半部先以較寬鬆的手法
綁，打結後再以較緊實的方式綁後半部。

第四十堂 香港腳篇

Q43. 腳臭的人容易得香港腳？

有腳臭的確會引發香港腳，但沒有絕對關係，當足部經常悶熱潮濕，足部的汗水與任何可能存在的 4000 多種菌結合，就會出現腳臭，若又當皮膚保護力低下，就容易引發香港腳。

皮膚有自我修護功能，只要不超過它的負荷，基本上不會有問題。但如果患部細菌的累積量超過皮膚負荷，造成表皮破壞性的傷害，剛開始只是臭味，接下來就容易罹患香港腳。

Q44. 香港腳一定會癢？

香港腳就是足癬，症狀包括脫皮、脫屑、感覺濕黏等。但是香港腳不一定會癢，會癢的也不一定是香港腳，癢通常是發炎的現象，而且癢是主觀感受，不能只用癢不癢來判定是不是香港腳。

Q45. 把腳悶住容易得香港腳，所以不穿襪子比較好？

錯！襪子可以吸收汗水，而且因每天清洗，不至於成為黴菌培養的主要原因。但是鞋子不會天天洗，沒有穿襪子，腳汗就會流在鞋子內，助長黴菌滋生。許多人在夏天穿涼鞋，同樣會把腳汗留在鞋底，因此，回到家一定要洗腳，把鞋子稍微刷洗及曬乾，襪子也需要每天更換。

Q46. 家人有香港腳，就一定會得香港腳？

不會，但有風險。足癬不是踏到香港腳病患走過的地方、誤穿鞋子就會得到。足癬需要一定的黴菌量和適合黴菌生長的環境才會發作，本身皮膚保護和免疫力也是關鍵。

Q47. 得了香港腳不一定要治療？

放任香港腳不治療會有許多風險。足癬不治療黴菌就繼續在皮膚表層增生，一旦脫皮，不經意抓出小傷口，讓細菌進入皮膚，就會造成其他皮膚病，如蜂窩性組織炎。足癬很大的機率是家人相互傳染，因此治療相當的重要。

Q48. 踩熱沙，或者泡茶、醋、鹽巴水可抑制香港腳的黴菌生長？

踩熱沙能夠抑制癢，但沙中有很多足部沒有的細菌，萬一腳有傷口就儘量不要踩沙。

皮膚的 pH 值是 5.2 ～ 5.5，某一種濃度和酸鹼度的茶、醋或鹽巴水有抑菌功能，但要先確認加進去的東西是不是無菌的。這些產品成分很多種，消費者無法知道哪種成分適合自己。整體而言，要泡腳需要先諮詢醫師及你的足科照護師。

Q49. 醫院裡備有酒精洗手殺菌，因此酒精也可以用來殺死黴菌？

酒精有消毒效果，但不能殺死黴菌，因為藥用酒精只是一種用於表面的清潔劑而已，只能對於鈍化表層的細菌活力，無法達到殺菌（包括真菌類、細菌、病毒）的能力。

Q50. 足癬患者的衣物要跟家人的分開洗？

沒有必要。襪子衣物一起洗，確實有傳染香港腳的可能，但空氣中本來就有很多黴菌，所以預防香港腳的重點在於隨時隨地保持腳部乾燥，並強化自身免疫力。

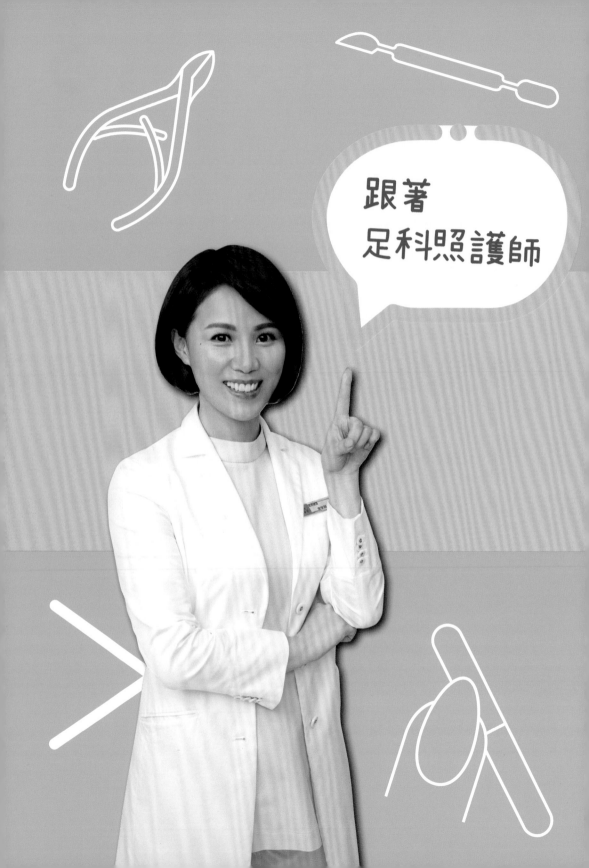

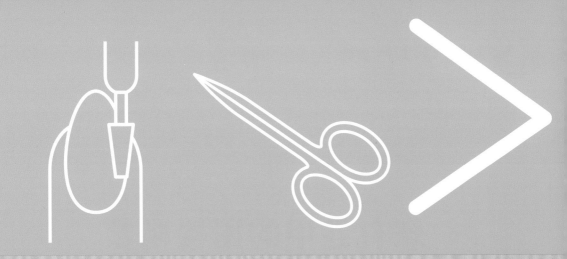

一分鐘關心您的手足指甲

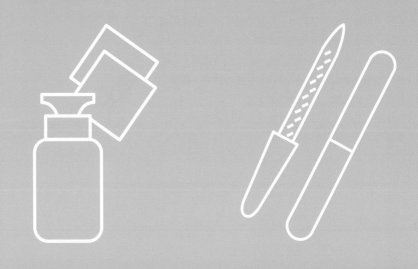

您有卷甲的困擾嗎？

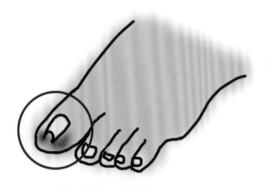

什麼是卷甲？

卷甲又稱鉗形甲，下陷甲，指的是指甲不自然的下彎狀態，它會造成指甲部位的疼痛，如果放任不管，它會造成甲床萎縮的進一步惡化，形成惡性循環。

卷甲好發於腳的大拇趾，但在一些極端案例，偶爾也見於其他腳趾頭，甚至於手指。

造成卷甲的根本原因是在雙側的甲床組織萎縮，失去支撐力，造成兩側的指甲下彎。

卷甲的形成原因

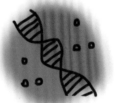
天生型卷甲

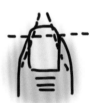
修剪不當

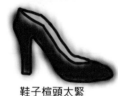
鞋子楦頭太緊

感染（灰指甲）

傳統處理方法

甲床重建手術

新引的無痛矯正方式

卷甲矯正器

您有嵌甲的困擾嗎？

嵌甲的病因

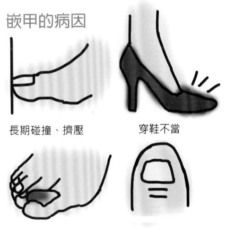

長期碰撞、擠壓　　　　穿鞋不當

疾病引起的畸形甲　　　修甲過短、過深

什麼是嵌甲？

嵌甲，是指甲／趾甲長到肉裏。嵌甲是一種常見的足科病，早期嵌甲僅僅表現為疼痛，嵌甲極易併發甲溝組織感染，臨床上稱為甲溝炎，此時，甲溝局部出現明顯的紅、腫、熱，並伴有劇烈疼痛，化膿後，局部有膿型分泌物流出。

嵌甲如何矯正？

<u>輕度</u>：把有問題的指甲修剪好，並每天自行做
　　　扳指肉運動，以利指甲順利生長。

<u>重度</u>：尋求專業手足保健師及指甲重建師，進
　　　行專業修剪護理。

除了上述護理方法，可採行醫療外的無痛指甲矯正裝置。

（嵌甲若合併感染，要先處理感染。）

您有灰指甲嗎？

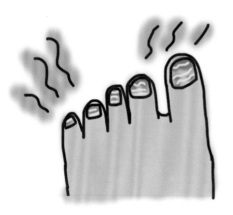

灰指甲的成因

灰指甲與香港腳一樣都是黴菌感染引起，常與香港腳病症共同存在，而長期患有香港腳疾病者，黴菌就很容易侵犯到甲床，造成甲床蛀裂，產生指甲變色等症狀。

致病菌主要為皮癬菌，因為喜歡吃角質，所以皮膚及指甲就成了他最喜歡侵犯的地方，好發於夏季，主因是台灣夏天潮濕悶熱及梅雨季節，易助長黴菌的增生。

傳統灰指甲處理

外用藥物　　　　口服藥物

何謂灰指甲？

灰指甲是指甲或趾甲受黴菌感染，而引起的指甲變色、變形、增厚、脫屑、粗糙易碎、指甲分離等 現象。

灰指甲的學名為甲癬，是最常見的指甲病變。

新引的護理方法

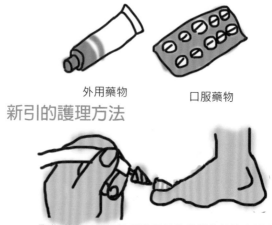

聚集專業手足保健師進行菌絲分離術的修磨護理

您有指甲掏空嗎？

常見的造成原因

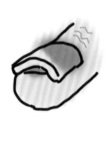

1.反覆的受傷或外力
2.過度的指甲修剪或清潔
3.常碰水
4.某些皮膚疾病的併發症
5.感染黴菌、細菌或是病毒
6.某些內科疾病

(如類澱粉沉澱症、缺鐵性貧血、糖尿病、多汗症、甲狀腺疾病、血液循環不佳等)

7.服用某些藥物

(如四環黴素、感光劑、避孕藥、某些抗腫瘤藥物等)

如何避免惡化？

將受影響的指甲部分剪掉，盡量留短，避免外力造成進一步受傷，保持乾燥，避免會造成指甲或週邊接觸容易導致刺激或過敏的物質（如指甲油、去光水或清潔劑）。若要常碰水工作，記得先戴棉質手套，再戴塑膠手套，避免常浸泡水中。

如何復原？

要針對造成的原因來處理。
例如是甲狀腺問題所造成，就要治療甲狀腺疾病；若是因為感染所導致，則要使用抗微生物藥物。

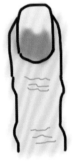

什麼是指甲掏空（甲床分離症）？

指甲掏空(甲床分離症)其實是指甲很常見的問題，主要的表現為手指甲（腳趾甲）跟其底下甲床分開而不再緊密貼合，通常由最前端開始慢慢往根部擴散。

任何人都有可能有這樣的指甲問題，但統計上女性較男性的比例更高。

您有雞眼嗎？

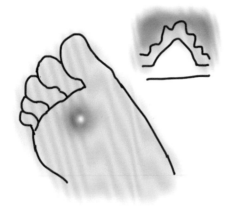

雞眼為什麼會痛

雞眼的產生，是因為皮膚的某一點，受到反覆摩擦或單一壓力，導致皮膚中的角質層加厚，下層皮膚細胞發炎，走路時傷口壓到腳神經而疼痛。

不當穿鞋易長雞眼

雞眼是因穿著高跟鞋或尖頭包鞋等硬皮鞋，腳指頭接觸鞋面部位、或腳底突起皮膚，長期受到同一個點壓迫或摩擦，導致表皮增厚，形成黃色小圓點，因看起來像雞的眼睛，因此被稱為「雞眼」。初期雞眼若不治療會擴大，最大長成直徑0.5公分的倒立圓椎體，而圓椎尖深入真皮，走路時，因圓椎尖部壓迫真皮中的神經，而讓人疼痛不堪。

這樣做，可以自行護理

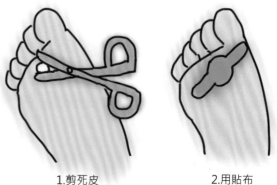

1.剪死皮　　　　　　2.用貼布

您正為腳底厚繭苦惱嗎？

如何去除足部頑固的厚繭

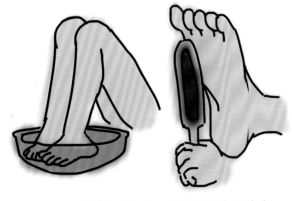

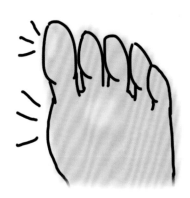

腳底厚繭是如何產生的？

腳底老繭學名胼胝，是足底骨突出部由於長期
受擠壓或受摩擦而發生的角質性增生，多無不
適症狀，不過嚴重者可出現皸裂和疼痛。
腳底長繭多是由於腳上皮組織增生導致的，這
跟皮膚老化和行走過多、摩擦過多都有關係。

1. 準備一盆熱水，水溫要控制在30°左右
2. 使雙腳完全浸泡在溫水中
3. 每隔5分鐘加一次熱水，反復3次
4. 用磨腳銼對出現厚繭的部位打磨
5. 用浸濕的水蒸毛巾輕輕按摩打磨過的厚繭處
6. 繼續用溫水泡腳5分鐘
7. 用棉質毛巾擦乾雙腳上的水
8. 擦上雙腳護理乳液，輕輕按摩
9. 每隔一天實施一次上面的方法

您有腳跟龜裂嗎？

修護一般龜裂 6 步驟

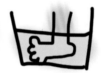

1.將雙足浸泡熱水　2.以磨腳棒將乾裂處
　20～30分鐘。　　　的角質輕輕去除

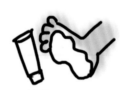 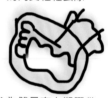

3.趁腳跟濕潤時塗抹　4.為雙足套上塑膠袋
　一層足霜　　　　　或保鮮膜5～10分鐘

6.每天認真執行上述
　步驟

5.脫掉塑膠袋或保鮮膜
　穿上襪子停留6～8小時

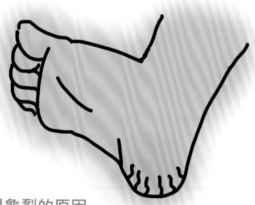

腳跟龜裂的原因

我們的腳跟由於支撐了全身的重量，又必須經常活動，這些摩擦常會刺激皮膚角質層產生防禦作用，使它不斷增厚來保護肌膚，所以腳跟的角質層比身體的其他部位都還要來的厚。

角質層愈厚它的彈性就相應的愈小，當它厚到抵不過足部活動時的拉扯力時，就會形成局部崩裂，形成細而深的直裂傷，裂至真皮中的神經血管就會產生疼痛感，使得底部見紅，嚴重時還會出血，即我們所稱的「腳跟龜裂」。

您常會手腳冰冷嗎？

拒絕手腳冰冷 4 撇步

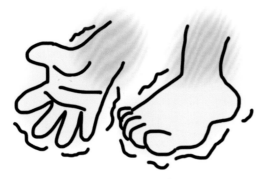

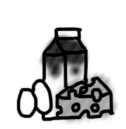

多吃含煙鹼酸的食物
補充維他命E

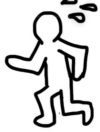

運動

什麼原因造成手腳冰冷？

手腳冰冷和心臟血管有很大的關係，因為血液是
由心臟發出，攜帶氧氣到全身各部位，氧經過燃
燒後，才能產生熱能，手腳才會溫暖。一旦心血
管系統的功能出現障礙，就會影響血液運行輸送
，造成手腳冰冷的情形。

從中醫的觀點來看，手腳容易冰冷、麻木，多是
屬於氣血的毛病，因為氣虛、血虛所造成的血液
運行不暢、血液量不足。

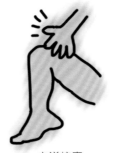

穴道按摩

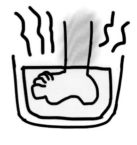

泡腳

您有香港腳的困擾嗎？

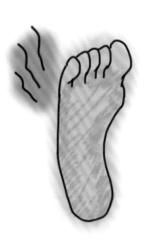

香港腳的成因

當皮膚一直保持在潮濕的狀況，表皮尤其是腳掌最容易孳生真菌，當真菌大量繁殖並入侵皮層，便誘發足癬。

 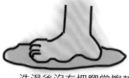

腳掌容易出汗　　　　洗澡後沒有把腳掌擦乾

 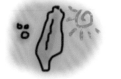

穿著包得很緊的鞋子　身處炎熱或潮濕的環境

何謂香港腳？

足癬（Tinea pedis），又稱為香港腳，是種常見的皮膚病，而這樣的皮膚感染主要是由黴菌造成的。它常會引起發癢、脫皮以及皮膚發紅等症狀。在少數病例當中，甚至可能會有水泡產生的情形。香港腳所導致的皮膚感染好發於指頭間，次常見則為足底。同時間，還有可能罹患灰指甲或是手部的甲癬。

如何預防？

足癬感染最容易在黑暗溫暖潮濕的環境中發生。所以，當心公共更衣室等消毒不良的場合、勤換洗鞋襪、改穿透氣性好的鞋子或排汗機能襪等都有利於防止足癬。

您有拇趾外翻嗎？

造成拇趾外翻的原因

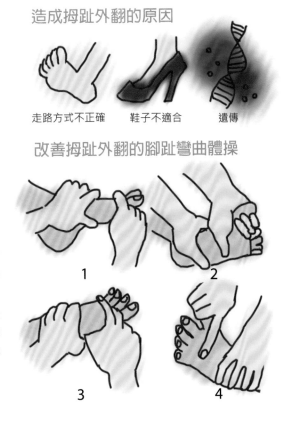

走路方式不正確　　鞋子不適合　　遺傳

改善拇趾外翻的腳趾彎曲體操

1

2

3

4

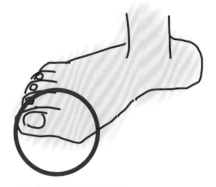

什麼是拇趾外翻？

拇趾外翻是大拇趾向外撇，而根部向內收，從而在根部長出一個大鼓包，使得前腳像個三角形的「大蛇頭」，這就是拇趾外翻。

拇趾外翻是指大拇趾向外傾斜，由於它往往引發一連串足部問題，所以被看作綜合症，如前腳掌變寬、爪形趾、足弓下塌、足繭甚至尾趾囊腫等。

您有小趾內翻 ／ 騎士趾 ／ 槌形趾嗎？

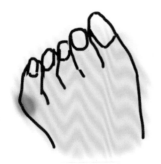

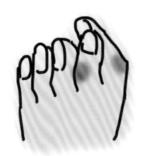

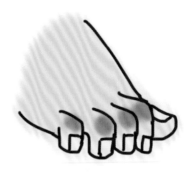

小趾內翻

小拇趾偏向腳掌內側，小拇趾根部向外突出。

騎士趾

任一趾騎上另一趾。

槌形趾

足趾關節屈曲變形，外觀類似槌子。

原因

穿鞋不當、走路姿勢影響、外傷、先天性原因、腳趾施力不當、關節炎

改善方法

足部矯正裝具(減壓墊)
腳底滾筒拇趾伸展運動

預防

避免穿不合腳的鞋子、高跟鞋、尖頭鞋。
正確的走路姿勢、適當的足趾伸展運動

您有靜脈曲張嗎？

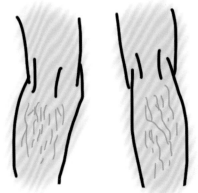

靜脈曲張發生有原因

正常情況下，下肢靜脈血液要克服地心引力不斷地向
心回流，而靜脈壁上的靜脈瓣膜可以阻止靜脈血向下
倒流，維持人體的正常功能。

可是，當靜脈瓣膜出現問題或者因為人體長期站立、
負重等原因，使得雙腿下肢靜脈血向心回流不暢，瘀
積在下肢靜脈血管時，在重力壓迫的情況下，靜脈就
會曲張，使小腿上爆青筋，形成一條條駭人眼目的「
小青蛇」。

中醫5要點助改善

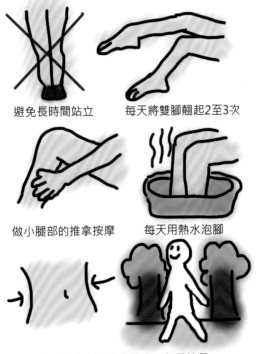

避免長時間站立　　　每天將雙腳翹起2至3次

做小腿部的推拿按摩　　每天用熱水泡腳

控制體重標準，平常多散步，舒展筋骨

您有濕疹或富貴手嗎？

濕疹可分三時期：
急性期、亞急性期、慢性期。

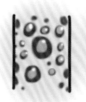

急性期：　　　亞急性期：　　慢性期：
刺痛、流湯、　粗粗、乾乾的，　厚厚、
流水。　　　　有時候會脫皮。　黑黑的。

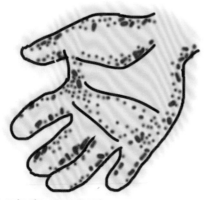

濕疹(富貴手)說明：

濕疹屬於皮膚炎的範疇，代示皮膚發炎了，出現紅、腫、熱、癢的狀況。濕疹外觀通常為多個紅色浮腫斑塊，看起來像被蚊子咬，有時會有粗糙的顆粒感，多半長在四肢。嚴重的濕疹可能會破皮、流湯，此時最容易遭細菌感染。通常滲出的液體乾掉後會結痂，待痂皮、皮屑脫落，落屑終止後濕疹才算痊癒，不過有時濕疹病變會持續一段時間或一再復發。

濕疹護理方式

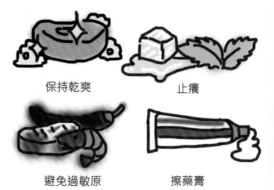

保持乾爽　　　　　　　止癢

避免過敏原　　　　　　擦藥膏

您有狐臭的困擾嗎？

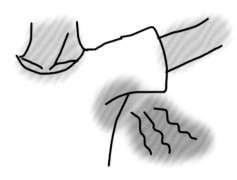

非手術性治療狐臭的方法

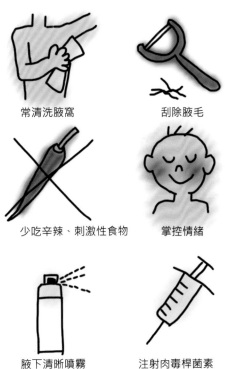

常清洗腋窩　　　　　刮除腋毛

少吃辛辣、刺激性食物　　掌控情緒

腋下清晰噴霧　　　注射肉毒桿菌素

狐臭是如何產生的？

人體的汗腺有兩種，一種是外分泌腺，又名小汗腺，分佈於全身，分泌汗水以排除體熱，與體溫調節有關。另一種是頂漿腺，又名大汗腺，主要分佈於腋下、陰部、肛門、乳頭和肚臍等周圍，分泌黏稠乳黃色的液體，與體溫調節無關，但與個人體味有關。當頂漿腺的分泌液被腋窩皮膚表面的細菌分解後，會產生一股惡臭的味道，即所謂的『狐臭』。

國家圖書館出版品預行編目 (CIP) 資料

指甲健康研究室：40 堂從家庭保健到手足及指甲護理的實務指引 /
李安騏，中華民國手足保健教育協會著． —— 初版． ——
臺北市：墨刻出版：
家庭傳媒城邦分公司發行，2019.10
　面；　公分． ——（運動星球）
ISBN 978-986-289-488-0（平裝）

1. 指甲疾病 2. 保健常識

415.776　　　　　　　　　　　　　108015292

運動星球　叢書

指甲健康研究室
40堂從家庭保健到手足及指甲護理的實務指引

作　　　者　李安騏、中華民國手足保健教育協會

編輯總監　饒素芬

責任編輯　周詩嫻

協力編輯　韓小蒂

封面設計　吳穎甄

內頁排版　吳穎甄

發 行 人　何飛鵬

總 經 理　李淑霞

社　　長　饒素芬

出版公司　墨刻出版股份有限公司

地　　址　台北市民生東路 2 段 141 號 9 樓

電　　話　886-2-25007008

傳　　真　886-2-25007796

E M A I L　service@sportsplanetmag.com

網　　址　www.sportsplanetmag.com

發行公司　英屬蓋曼群島商家庭傳媒股份有限公司城邦分公司

　　　　　城邦讀書花園：www.cite.com.tw

　　　　　劃撥：19863813　戶名：書蟲股份有限公司

　　　　　香港發行所：城邦（香港）出版集團有限公司

　　　　　地址：香港灣仔軒尼詩道 235 號 3 樓

　　　　　電話：852-2508-6231　傳真：852-2578-9337

經 銷 商　聯合發行股份有限公司（電話：886-2-29178022）、金世盟實業股份有限公司

製　　版　漾格科技股份有限公司

印　　刷　漾格科技股份有限公司

城邦書號　LSP002

定價：380 元

2019 年 10 月初版＼2022 年 9 月初版 2 刷

ISBN 9789862894880